A mi madre, por su amor incondicional.

1

¿Qué es eso del SIDA?

Índice

Introducción

Esa pregunta es la que, muy a pesar de todas las dificultades que irán surgiendo, vamos a intentar aclarar, no de un modo *absoluto* ni dogmático, sino de forma sencilla, clara, *sin pelos en la lengua*. Una cuestión que será abordada mediante lo que vulgarmente entendemos como *sentido común* y que actualmente creemos, escasea bastante. Un sentido común que dota de razón de ser a nuestra interrogación, embrión de lo que vendrá después, el reflejo de una certeza, de la que brotarán otras muchas preguntas que poco a poco nos irán iluminando una oscuridad que en el momento presente, no nos permite ver más que de forma *borrosa*, *parcial* y *difuminada* una realidad que sin dejar de ser cierta, muchos no quieren asumir.

Y del interrogante nos dejaremos llevar hacia la respuesta, presentando la anterior unas características tan complejas que no podremos más que asumir la *prudencia* como forma de avanzar hacia lo desconocido, lo incierto, lo humano en definitiva, siendo aquella la que nos permitirá mantenernos, sin caernos, en las complicaciones inherentes a la naturaleza del presente documento. Y será de esta manera y no de otra como se iniciará nuestro camino, tan incierto como el día de mañana, dejando a un lado esa pereza impuesta por decreto oficial, ignorando esa dejadez que caracteriza a la sociedad moderna. Por lo tanto, nos sumergiremos en el tema del SIDA sin miedo y sin temor. Un tema que se encontrará siempre *silenciado, disimulado, encubierto* y *censurado* en su totalidad, no sólo por los *medios*, actuales guardianes de la *uniformidad*, el *simplismo*, el *desconcierto* y el *engaño* más sucio y chabacano posible, sino que también será de alguna manera *prohibido* por todos nosotros, ya sea de manera consciente o inconscientemente.

La actual sociedad de la modernidad ha sido *programada* desde la más tierna infancia a no *sobresalir*, a no hablar más de la cuenta, a no hacer demasiadas preguntas, a no pensar, a no cuestionarse el porqué de las cosas, a aceptar cualquier explicación por ridícula e infantil que ésta fuera y sobre todo, a mantenerse sobre la línea de la *normalidad*, la *mediocridad*, el *anonimato* y la *no - acción* necesarias para alcanzar esa felicidad *irreal*, *ilusoria*, *material*, *fabricada* e *impuesta* por un sistema, un entorno y unas *esperanzas* vanas y alejadas de lo que pertenece a la condición humana.

Sobre el tema a tratar, por ser *tabú*, existirá un gran vacío informativo en la actualidad, sin dejar de ser *paradigmático* y sorprendente. Nadie querrá hablar sobre ello, ni mucho menos iniciar un debate abierto[1] y sincero, dispuesto a aclarar las dudas, las preguntas. Un debate sin presiones, sin intereses creados y sobre todo, sin un miedo a la verdad que nos cerrará siempre las puertas a aquel estado inherente a todo ser humano, a nuestra condición primordial, la de *conocer*.

Por lo tanto, al no producirse ningún debate, se decide dar el salto necesario y a partir de este justo momento, siendo así la única manera posible, asumimos todos los riesgos que ello conlleva y tomamos como nuestra la responsabilidad de tan arriesgada tarea.

Como decía *Epicteto*[2] *de Frigia*, *"la verdad triunfa siempre por sí misma, la mentira necesita siempre complicidad"*. Por lo tanto, si fuera tal el caso, desde aquí no podríamos seguir siendo por más tiempo cómplices de la mentira, en tanto que por voluntad propia, no aceptamos aquella como parte de nuestra condición.

Einstein opinó una vez que *"la vida es muy peligrosa. No por las personas que hacen el mal, sino por las que se sientan a ver lo que pasa"*. Aceptamos los peligros inherentes a la vida del ser humano, pero no nos quedaremos quietos, parados, mudos, esperando a un *Mesías* que sabemos no llegará. Tan solo las bestias y los que han aceptado ser parte del infame proyecto de la modernidad y de la *infra – humanidad*[3], harían tal cosa.

Por último y para cerrar esta breve introducción, decir que si alguien pretende encontrar aquí el *principio de autoridad*[4] que tanto gusta en la modernidad, no será en este libro donde lo halle puesto que rechazamos tal principio *de facto*. No existe una titulación oficial que nos acredite en ningún ámbito ya sea este médico, científico o periodístico. Tan sólo nos mueve una imperiosa necesidad de *conocer* lo que es la verdad, en su estado concreto y limitado, de forma que nos acercaremos a ella todo lo que nos sea posible, desde el respeto, la comprensión y la humildad, valores que asumimos con la certeza de que son

---

[1] Existen excepciones como la asociación "Plural-21" fundada por *Lluís Botinas*
[2] Filósofo grecolatino nacido en el año 50 de nuestra era.
[3] Para comprender este concepto, recomendamos la lectura de *La danza final de Kali* de Ibn Asad
[4] En epistemología es el procedimiento, expresado con la locución latina magister dixit, por el que una proposición científica se acepta por el sólo hecho de estar afirmada en un texto considerado como cierto y no sujeto a debate científico.

éstos y no otros, los que caracterizan de forma inherente a todos los seres humanos.

Al tratarse de algo tan extenso, grande, confuso y difuminado como la tela de una araña a lo largo de treinta largos años, hacemos *nuestro* el margen de error necesario como para que sea responsabilidad de cada uno:

a) *aceptar* lo aquí expuesto, sin más;

b) *atacar, difamar, insultar* nuestras voces, sin más;

c) *proseguir* con lo aquí iniciado, que no es nada más que un pequeño paso en un camino muy largo y pedregoso del que esperamos, en algún momento, salir victoriosos. Por lo menos en cuanto a la generación de la duda, aspecto que consideramos imprescindible para que el día de mañana, los niños de hoy, no nos miren a la cara y nos digan:

¿Por qué no hicisteis nada?

El Estado y la propaganda

La *verdad*, siempre que ha existido el *Estado*[5](en la península Ibérica, sobre todo desde mediados del siglo XIV, todavía con poco poder por aquel entonces) y siendo éste el instrumento del que se han valido las *élites* para reprimir y someter al pueblo *legítimo* y *soberano*, aquella ha sido perseguida, ocultada, silenciada, prostituida, saqueada, invertida o manipulada de tal manera que al final siempre fue la mentira la que se convirtió en verdad[6].

Si se analizan los procesos de control y los mecanismos de poder utilizados por esas *élites* para realizarse como Estado, se podrá observar su evolución: de la *quema de brujas*[7] propia de la Alta Edad Media, pasando por esa *Inquisición*[8] asesina del periodo de la Ilustración hasta llegar a la última y más eficaz, en tanto que ésta no se servirá como único instrumento de la violencia[9], usada en cualquier caso, como sí del engaño y del miedo para lograr sus objetivos, forma de control mental de las *masas*. Nos referimos a la *propaganda*, entendida ésta como brazo ejecutor del Estado, del que se servirá para ayudarse a sí mismo y al Capital, el cual será parte sustantiva del primero y estará subordinado siempre a sus normas. En cualquier caso, ambos buscarán siempre los mismos objetivos, a saber, obtener el *máximo beneficio*, ya sea éste económico, político, social, militar, no importa. Esa propaganda se servirá de la educación "publica", de las universidades, de la prensa y de los periódicos (en el siglo XIX), de la televisión y de la radio (en el siglo XX) y de Internet (en el siglo XXI).

---

[5]Recomendamos la lectura de *El giro estatolátrico* de Félix Rodrigo Mora para profundizar en la comprensión de lo que es el *Estado*.

[6]"El lenguaje político está diseñado para que las mentiras parezcan verdades, el asesinato una acción respetable y para dar al viento apariencia de solidez", George Orwell

[7]La Inquisición acabó con cerca de 60000 mujeres en toda Europa. Este proceso destruyó los últimos vestigios del principio femenino primordial. Para el nuevo poder emergente era necesario y fundamental destruir a la mujer anterior para construir una nueva mujer, la mujer patriarcal.

[8]La Inquisición siguió en Portugal, la península Ibérica e Italia. Podríamos considerarla como una policía moderna aunque por aquel entonces, con poca fuerza.

[9]El liberalismo dará a luz a la Milicia Nacional y a la Guardia Civil. La II República hará lo propio con la Guardia de Asalto. Los cuerpos de seguridad serán cada vez mayores y más efectivos en la medida en que el poder cada vez sea mayor y más efectivo. Por otro lado, estará siempre el ejército con los sables a punto de ver la luz del sol. La violencia como forma de control, aleccionamiento y adoctrinamiento.

7

Se puede observar como la propaganda actual verá incrementada su fuerza como consecuencia de la evolución de esos medios tecnológicos logrados en su mayoría en el ámbito militar, y a su abaratamiento progresivo debido al avance tecnológico. Progresivamente serán esos medios y esas tecnologías las que poco a poco irán siendo incorporadas a la vida cotidiana del pueblo, siendo aceptadas, sobre todo en los últimos tiempos, muy gratamente por toda la sociedad como consecuencia de la manipulación y de la ignorancia de su procedencia. Por último, esa sociedad verá en ellos *"el progreso"* que tanto anhelaba y dela que tanto presume la modernidad. Ese *progreso* hará todo lo posible por desprestigiar y por reprimir al mundo rural tradicional hasta llevarlo a su casi total desaparición. Y será de esta manera y no de otra como los ideólogos del *régimen* verán incrementado su poder de tal manera que sus *doctrinas* penetrarán con facilidad en cualquier "lugar" de la sociedad. Hasta la aldea más escondida de la serranía de Cuenca será víctima de ese progresismo, de esa tecnologización, de esa manipulación.

Tanto es así que cada uno de nosotros llevará consigo el *testigo de la verdad*, y hará uso de él en cuanto cualquier otro, transformado ahora en *enemigo* por el simple hecho de pensar de una manera distinta o contradecir a esa *verdad* absoluta y universal programada por el poder. Así, habiendo creado enemigos por todas partes, el *régimen* (el verdadero enemigo del pueblo, ahora convertido en *su* protector)se servirá de sus *súbditos* para mantener su poder y su estabilidad. Cualquier voz será acallada de forma violenta, agresiva e incómoda. Los *disidentes* serán silenciados una y otra vez. Y en muchas ocasiones serán ellos mismos los que se *auto - censurarán* para poder seguir siendo *uno más* entre todos, entre la *masa* y no un *cualquiera*, un *charlatán*, un *majareta*, un *conspirador*, un *anti - patriota* o cualquier otro adjetivo que sirva para desmoralizar y destruir la *mente* de ese sujeto ya perdido, destruido, desmoralizado y naufragado entre los mares del pensamiento *único*.

En cualquier caso, toda expresión contraria a la versión oficial será tachada de *ridícula*, de *pseudo - científica*, de *antigua,* y el hombre moderno, creyendo que actúa *libremente,* hará de *inquisidor*, atacando sin piedad, mordiendo si hace falta y dirá que *eso no sirve* o que eso no ha *sido demostrado* y pedirá resultados, estadísticas, estudios, tablas, ensayos, algo que contenga cifras, datos, intervalos ya que de otra manera para él no tendrá utilidad y por lo tanto estará perdiendo *su* tiempo. Es así como actúa el *pragmatismo* moderno, mediante el cual todo tiene que servir para algo, todo tiene que tener alguna utilidad, ya que de lo contrario, o será *mentira* o estará *sacado* de Internet[10].

Por lo tanto, puesto que se va a hablar de la modernidad, usaremos todo lo que se deriva de ella: cifras, estadísticas, estudios, ensayos y algún que otro tecnicismo como forma de hacernos entender, siendo ésta la premisa fundamental de este trabajo.

Respecto a la medicina, la propaganda *pegará* con mucha fuerza y permitirá extender la falsa creencia de que la sanidad es pública y *gratuita*. Cuando en realidad, no solo no es pública ni gratuita, sino que es estatal y muy cara, carísima. Gran parte de los ingresos de los trabajadores serán expoliados para pagar ese sistema sanitario del que tanto se vanagloria la sociedad en su conjunto. Y será de esa manera como el pueblo creyendo que tiene la mejor sanidad del mundo, se dejará someter a cualquier tratamiento, a cualquier terapia, a cualquier prueba, sin sojuzgar primero los inconvenientes, los efectos secundarios y su utilidad, confiando plenamente en que esa sanidad *gratuita* hará lo mejor para él. Lo que nos lleva a cuestionarnos ¿de dónde surge esa creencia errónea de que el sistema sanitario se preocupa por la salud de sus ciudadanos? La salud no reporta beneficios, éstos son generados a través de la enfermedad, ¿queda claro? Esa es la cruda realidad y no ninguna otra.

Nos gustaría terminar este apartado haciéndonos una reflexión, propuesta por *Buda*, que nos formula la siguiente cuestión:

¿Quién mueve tu lengua cuando hablas?

---

[10] No defendemos aquí este medio de comunicación moderno, al contrario, pero nos ceñimos a la realidad actual, al comportamiento de la gente.

9

El SIDA y la propaganda

La propaganda respecto al SIDA será brutal en los últimos treinta años y conseguirá que generaciones enteras tengan que vivir en un *estado de sitio* permanente en el que el *miedo* formará parte de sus vidas inevitablemente, convirtiendo el amor y las relaciones sexuales en algo sucio y *plastificado* (las industrias fabricantes de preservativos –empresas farmacéuticas- verán con muy buenos ojos la aparición del SIDA), de tal manera que ya nunca volverán a tener la *pureza*, la *magia* y la *espiritualidad* que siempre estuvo presente en ellas. Las relaciones humanas cambiarán para siempre. Ya nadie mirará a la otra persona como un cuerpo desnudo nada más, como un igual, como un ser humano. En mayor o menor medida siempre surgirá alguna que otra pregunta impidiendo que nuestra mente se aquiete y nuestro cuerpo se deje llevar por el amor y la sexualidad.

La propaganda será difundida a través de la publicidad, de los sistemas educativos y de los grandes medios de comunicación[11], los cuales escupirán no sólo información manipulada a su antojo sino que además nos dirán lo que está bien y lo que está mal, lo que hay que hacer o lo que no hay que hacer, convirtiéndose en la nueva Iglesia *católica*[12], en los nuevos *dictadores* de la moral, en los nuevos amos y será así como la gente dejará de pensar puesto que ya hay *otros* que piensan por ellos.

La modernidad intentará ignorar la historia a través de una manipulación de ésta sin cuartel, a través de una visión economicista, a través de una visión histórica del poder porque para que éste pueda hacerse efectivo necesitará de la mentira de esa historia. En cualquier caso, la comprensión de la historia se hace necesaria, ahora quizá más que nunca. Por lo tanto, hagamos uso de esa historia y es que si ésta nos enseña algo, es que acaba siempre por repetirse de una manera u otra. Y en la historia de la modernidad podemos encontrar un común denominador, el cual será siempre el mismo en cualquier suceso histórico de relevancia. Algo muy estudiado por los psicólogos de *masas*, por los *darwinistas* sociales y por los ideólogos del *régimen*.

---

[11] Todos los medios pertenecerán a dos o tres grandes mega corporaciones, las cuales se vanagloriarán de esa absurda "pluralidad".

[12] De *katholikós*, 'universal, que comprende todo'.

Nos referimos al patrón *problema - reacción - solución*, usado siempre con eficacia en diferentes ámbitos como el *terrorismo* (11-S[13], 11-M), la *salud* (gripe A), los *problemas sociales* (desaparición de niños, accidentes de tráfico, violencia de género[14]) y con cualquier otro aspecto que genere algún tipo de reacción en el *pueblo*.

De la misma manera el SIDA no será una excepción y seguirá el curso de ese mismo patrón. Primero se creará un *problema*: una enfermedad - epidemia - pandemia terrible. Más tarde, se producirá una *reacción*: el miedo. Y por último, se planteará una *solución*: dinero, dinero y más dinero. Y será así como cientos de miles de millones comenzarán a fluir alegremente. Cualquier cosa valdrá con tal de ganar más y más dinero. Se crearan asociaciones, colectivos, ONG'S, planes nacionales, galas benéficas, días conmemorativos, anuncios en la televisión, famosos que mueren por la enfermedad (o no, véase *magic Johnson,* cuyo aspecto es más que saludable después de 11 años del supuesto contagio), etcétera. La lista de artificios será interminable. Pero se puede comprobar que el común denominador siempre será el mismo: el *dinero*. Un dinero recaudado a través de los impuestos que pagará ese pueblo atemorizado y que será usado para *"investigar el SIDA"*, para *"luchar contra el SIDA"*, para *"prevenir el SIDA"*. Mientras tanto, las empresas *farmacéuticas*, las *universidades*, los centros de investigación, los ministerios de sanidad y las revistas científicas se frotarán las manos al ver cómo el dinero les llega a *manos llenas*.

En el año 2004 aparecía una noticia cuyo titular decía *"Gallardón impulsará la prevención del sida con 76 millones de euros"*[15]. Si tenemos en cuenta que en la Comunidad de Madrid se producen una media de 628 casos[16] de "infectados" cada año, ¿se puede justificar de alguna manera tanto dinero? Queda claro

---

[13] El 11 de Septiembre de 2001 la mayor seguridad del planeta fue burlada por unos supuestos terroristas armados con cuchillas de afeitar con las que secuestraron varios aviones comerciales, haciéndolos estrellar contra las torres gemelas y el Pentágono. Hasta aquí una versión oficial que siempre mostrará tener mucha imaginación (el SIDA como veremos no será para menos). El milagro ocurrió cuando se derrumbaron como castillos de papel 3 torres (las dos torres gemelas y otra que andaba por allí cerca). Este atentado inició el mayor rearme a nivel mundial que jamás ha conocido la humanidad, preparando así un nuevo conflicto por la hegemonía terrestre que hoy, en el año 2012, se encuentra caliente, muy caliente.

[14] Véase la Ley de Igualdad mediante la que se encarcelará a cualquier hombre que sea *sospechoso*.

[15] Esta noticia se puede ver en el siguiente enlace:
http://elpais.com/diario/2004/11/25/madrid/1101385465_850215.html

[16] Las estadísticas se encuentran disponibles en
www.ine.es/prodyser/pubweb/anuario11/anu11_05salud.pdf

que no, a no ser que nos tomen por tontos. Es más, si asumimos que los colectivos más afectados son los más *desfavorecidos*, los más *odiados* y los menos *queridos* por los gobiernos y por la sociedad en su conjunto (entre un 80 y un 90 % de los casos son personas a las que vulgarmente se les suele llamar *gays*, *putas* y *yonkis*)[17]. ¿De dónde viene tanta generosidad? ¿De dónde surge esa necesidad por investigar en la búsqueda de una cura para una enfermedad que mientras siga existiendo continuará reportando mucho, mucho dinero? ¿A quién le interesa que el SIDA desaparezca? A nadie, remarcamos, a **nadie** y por supuesto que a Gallardón y a sus secuaces, tampoco.

Por el contrario, en los presupuestos generales del Estado, en la cuantía destinada a Sanidad para el año 2012 se han recortado casi todos los fondos al PNS (Plan Nacional sobre SIDA). Por lo que nos hacemos las siguientes preguntas: ¿En qué quedamos? ¿Hay que investigar o no hay que investigar? ¿Hay que prevenir o no? No nos queda esto nada claro. ¿Si es tan peligrosa la enfermedad como se dice, qué es lo que está ocurriendo ahora? ¿Ha aprovechado este año el letal y terrorífico VIH, *causante* único del SIDA, para irse de vacaciones? Admitimos nuestro desconcierto. No comprendemos absolutamente nada. Al igual que tampoco comprenden nada las más de 300 asociaciones que han criticado[18] duramente esta medida y que van a dejar de recibir dinero para sus actividades *"humanitarias"*.

Para terminar, aclarar que si de forma axiomática el Estado *usará* a su pueblo para lograr sus fines, ¿de dónde surge entonces esa creencia *infantilizada* respecto a que el Estado es bueno y generoso y de que tan sólo se preocupa por la salud y el *bienestar* de sus ciudadanos? ¿Podemos seguir con los ojos cerrados a la realidad por más tiempo? Nos ha tocado vivir una época difícil, muy complicada de comprender. Pero no podemos seguir siendo como niños irresponsables de nuestros actos. La sociedad ha de madurar e intentar asumir que el mundo no era lo que pensábamos, que no era lo que nos habían contado y es que es fácilmente comprobable cómo nunca antes en la historia del hombre habían existido mayores **desigualdades** como ahora, nunca antes había existido una **esclavitud** como la actual, nunca antes se habían producido

---

[17] Cuando apareció la enfermedad, allá por los años 80, Ronald Reagan era el presidente de los EEUU. Su odio hacia estos colectivos quedó bastante claro en algunos de sus discursos. ¿Se encuentra alguna relación?

[18] Estas organizaciones, además, piden al Gobierno que "reconsidere los recortes en la respuesta al VIH y los modifique para dotarla adecuadamente, tanto por parte de las administraciones sanitarias como de la sociedad civil organizada a través de las ONG", texto aparecido en el siguiente artículo: http://eldia.es/2012-04-09/SOCIEDAD/4-ONG-dicen-recortes-favoreceran-aumento-sida.htm

tantas **guerras** al mismo tiempo como ahora, nunca antes el ser humano se había **corrompido** de la manera actual, nunca antes los seres humanos habían estado tan **separados** unos de otros. Por el contrario, existe una creencia generalizada en la mayoría respecto de las bondades del sistema, de nuestros gobernantes, de nuestro ministerio de sanidad, de las empresas farmacéuticas, de los ejércitos lo que da como resultado que ahora ya no haya guerras (habrá misiones de paz y humanitarias), ni esclavos (habrá trabajadores por cuenta ajena), ni clase trabajadora (habrá clase media), ni violaciones, ni torturas, ni hambre, ni miseria, ni niños soldados, ni sequías, ni desertización de las tierras que antes eran vergeles. El *neo – lenguaje* actual impuesto por las élites ha erradicado todas estas realidades y en cualquier medio de comunicación actual se podrá observar cómo un niño palestino asesinado por el poderoso ejército israelí no será otra cosa que un **daño colateral.**

África

Sería muy complicado entender en su totalidad lo que es el SIDA si no se comprende realmente lo que está ocurriendo en el continente africano. Un continente devastado, destruido, arrasado, maltratado y explotado por el imperialismo desde que un día, hace ya bastante tiempo, decidieran repartírselo entre unas cuantas naciones, la nuestra incluida.

Un continente maravilloso, con una biodiversidad[19] y unas reservas naturales muy abundantes que no podían resistirse a las ansias, la avaricia y los deseos de los europeos decimonónicos, cansados y aburridos de sus cafés y sus tertulias, de sus lecturas y de sus paseos a media tarde por el *bulevar*. Por aquel entonces, necesitaban un incentivo, algo de acción, movimiento, intriga y por ello, se fueron a África[20] en busca de nuevas aventuras.

Cazar elefantes[21], tigres, panteras, coleccionar diamantes, extraer minerales preciosos, construir mansiones y decorarlas con las cabezas de esos mismos animales cazados por diversión, violar a mujeres indefensas (será necesario recordar que para ellos los africanos eran y seguirán siendo *salvajes*[22]), recorrer la sabana y realizar obras benéficas, se convirtieron pronto en unos *hobbies* filantrópicos muy apetecibles para la aristocracia de aquella época, y de la actual claro está, ya que no deja de ser la misma.

En el momento actual del siglo XXI se hace patente la herencia legada: odio entre las tribus (hutus y tutsis por ejemplo), guerras, muerte, hambre, miseria, destrucción, enfermedad y dictadores tiranos elegidos *democráticamente* por unas élites que harán cualquier cosa con tal de lograr sus objetivos, que no serán otros que los de aplastar a una humanidad a la que consideran *inferior* (debido a una *selección natural* infalible).

---

[19]Minerales como el cobalto, el coltán y el uranio se encontrarán de forma abundante en el Congo y serán parte fundamental en el proyecto estratégico y deshumanizador de las élites, sobre todo desde el punto de vista tecnológico.

[20]Fue una tarea muy sencilla para las élites conquistar el continente africano ya que sus pueblos se encontraban muy dispersos y muy debilitados desde el punto de vista tradicional.

[21] Actividad predilecta del sucesor de Franco en la poltrona española y presidente de honor de la infame organización para la protección de los animales, la WWF.

[22] Más tarde lo explicaremos cuando hablemos de Darwin.

¿Por qué si el SIDA es tan letal y se encuentra extendido por todo el planeta, mueren más seres humanos en unos sitios que en otros? Más del 80 % de las muertes por "SIDA" ocurren en África y otro alto porcentaje en las zonas más pobres de Asia meridional y sudoriental (la India más desfavorecida y devastada) y en los suburbios de América Latina (las favelas brasileñas). Mientras que en *España* han fallecido 50.000 personas "a causa" del SIDA en los últimos 30 años, en el *África subsahariana* han muerto 1,4 millones de personas entre adultos y niños en el mismo tiempo. ¿Será que existen varias enfermedades del SIDA?

En la historia de los Estados modernos, aquellos que se hacen llamar "democráticos" se ha aplicado siempre la máxima de que *"todos los hombres son iguales, aunque algunos hombres son más iguales que otros"*. Es decir, que la ley no es igual para unos que para otros. Por el contrario, para todos aquellos que se creen superiores a otros en todos los niveles, habría que recordarles que *biológicamente* todos los seres humanos nos encontramos diseñados por la misma *mente,* que nuestros tejidos se encuentran formados por las mismas células y que por nuestro cuerpo fluye la misma *energía*, hechos por los cuales, la epidemia debería haberse extendido de la misma manera en todo el planeta, lo cual no ha ocurrido como se puede comprobar en cualquier estadística oficial sobre la enfermedad.

En otros términos y siendo lo anteriormente dicho verdadero, nos encontramos en condiciones de poder afirmar sin lugar a ninguna duda que no existirá una raza superior a ninguna otra y que los mitos sobre la *raza* aria serán chorradas y fantasías, o peor aún, excusas inventadas por unos filósofos, por unos científicos y por unos biólogos que más tarde y gracias a sus *ideas,* sembrarán el terror en una Europa que comenzaba a ser reconstruida y que volverá a quedar devastada en la década de los cuarenta gracias a un *nazismo* que portará la bandera de esa misma raza, la *aria*, la cual y a través de la *selección natural* deberá imponerse al resto de la humanidad. En el presente, las formas son otras pero los contenidos serán los mismos por lo que podemos decir que esto no ha cambiado demasiado, por no decir, que no ha cambiado absolutamente nada.

Hay que resaltar que en el año 2009 el número de casos de *gripe estacional* en España fueron nada más y nada menos que 1.137.615 (parece ser que sirven de poca ayuda lo que se gasta el Estado en vacunas: una media de 20 millones de euros al año en la compra de unas 5 millones de dosis para combatir a un virus que *muta*[23] cada año) mientras que en los últimos 30 años ha habido tan sólo 78.243 casos de SIDA en todo el territorio español.

Es necesario señalar que todas estas cifras y estadísticas no son *reales* ni mucho menos exactas. En realidad se tratan siempre de estimaciones. De tal forma que *obligatoriamente* estarán aumentadas para el caso del SIDA o de lo contrario los *fondos* serían menores a los actuales. **A menor grado de miedo en la sociedad, menor cantidad de dinero para investigar.** Esta ley siempre se cumplirá dentro de la ciencia moderna. El dinero servirá para investigar y esa investigación servirá para hacer negocio.

En un artículo publicado el 20 de Noviembre del 2007 podemos leer[24] que *"las estimaciones sobre el número de personas infectadas por el VIH se han reducido drásticamente. El nuevo informe de ONUSIDA habla de 33 millones de casos en todo el mundo, seis millones menos de lo calculado en 2006. La **buena noticia**, sin embargo, obedece a una corrección en las estadísticas y no a una remisión de la epidemia"*. **La buena noticia no es una remisión de la epidemia.** ¿Queda claro que la existencia del SIDA es primordial?

En el África subsahariana si un niño se muere por inanición, los organismos internacionales, las organizaciones no gubernamentales, las organizaciones de ayuda humanitaria, los ejércitos enviados para realizar misiones de paz y los médicos *sin fronteras*, dirán que su fallecimiento ha sido provocado por un virus *letal, mortífero* y *criminal* llamado VIH, un virus que es la causa primaria del SIDA.

Ese niño no ha abandonado este mundo porque su madre había fallecido unos días antes que él, ni porque no tuviera nada con lo que pudiera alimentarse, ni porque tampoco pudiera coger agua con la que poder saciar su sed y que no se encontrase contaminada. Nada de esto importará y los medios nos hablarán de la pobreza pero no de sus verdaderas causas: los Estados y el capitalismo. En cualquier caso, aquel niño será una víctima más de la enfermedad del SIDA y será uno más en las estadísticas, en los datos, en los balances, en las cifras. Y entre otras cosas, servirá para pedir más financiación, más proyectos, más investigación. En definitiva, más dinero, más, mucho más.

---

[23] *"Los virus en estado libre son absolutamente inertes, y es la célula la que utiliza y activa los componentes de los virus. Por eso, resultan absurdas las acusaciones de que los virus mutan para evadir las defensas del huésped"*, Máximo Sandin
[24] Puede leerse el artículo completo en
http://www.elmundo.es/elmundosalud/2007/11/20/hepatitissida/1195551940.html

16

En África existen poblaciones enteras que no tienen agua potable, ni alimentos, ni unas condiciones de higiene mínimamente humanas, gracias sobre todo al *saqueo* imperialista, que destruirá su estilo de vida tradicional, al igual que se hará en la península Ibérica sobre todo a partir de la llegada del liberalismo en los primeros compases del siglo XIX, y que a cambio intentarán comprar la *compasión* de los ciudadanos del primer mundo por medio de una propaganda y una publicidad *sensacionalista, penosa y macabra* que se servirá de personajes famosos para lograr sus objetivos, a saber, recaudar dinero, además del ya pagado previamente a través de los impuestos y que irá destinado al mismo fin, subvencionar a sus apestosas ONG's como *salud por derecho* o el *fondo mundial de lucha contra el sida,* a la que el gobierno de esta cosa que llaman España suele dar una media de 100 millones de euros anuales. Y sobre todo, serán esas organizaciones y esa publicidad, esos pobres chavales que trabajan para ellas, esos anuncios colgados en las paradas del autobús y el resto de panfletos y de propaganda los que vomitarán nuestra culpabilidad. Ellos intentarán hacernos sentir mal para que acabemos dándoles dinero, un dinero que no servirá para solucionar nada, es más, tan sólo agravará el problema ya que legitimará el sistema actual de dominación, el sistema imperialista y capitalista que no conocerá límites a la hora de lograr sus objetivos.

Por lo tanto, ante tal despropósito, ¿qué podemos decir respecto del SIDA[25] en África? Podemos auto engañarnos diciéndonos que ha sido la mala suerte la que se ha aliado con los africanos; podemos incluso pensar que al VIH le sienta mejor el calor húmedo de las selvas africanas y que por eso allí podemos encontrar más actividad de aquel; podemos mutilar nuestra inteligencia asumiendo que África es así y que siempre fue así; pero todos sabemos que lo dicho anteriormente no servirá de nada porque todo ello es falso, rotundamente falso. África nunca fue como es ahora, es más, durante miles y miles de años vivieron allí, según sus costumbres y su tradición, al igual que en cualquier otro lugar del planeta. No será hasta la llegada de los europeos decimonónicos cuando comiencen a caer en un vacío doloroso del cual nadie sabe si tendrá algún día un final.

---

[25] Más tarde se verá como la definición de SIDA cambia totalmente para África.

La ciencia moderna

Heredera de los más aciagos pensamientos *decimonónicos*, no se librará de la ausencia total de *debates abiertos,* del *silencio,* de la *manipulación* y de una *represión* a los disidentes que la convertirá en intocable, invariable, estática, inalterable e infranqueable para los *profanos*. Pasará a ser una *nueva* religión, la *religión científica,* la cual impondrá sus dogmas de forma **católica**, es decir, *universal* a cualquier nación, a cualquier pueblo, a cualquier aldea, por pequeña que ésta sea. La ciencia dejará de ser ciencia en la medida en que no se podrá cuestionar nada sobre ella y respecto a sus preceptos tan sólo existirán pequeños debates más o menos preparados por parte de sus fieles seguidores, de sus *monaguillos,* de sus repetidores de propaganda y de sus asalariados, convertidos todos ellos en cómplices de una ciencia ya muy alejada de ser un conocimiento tradicional, muy alejada ya de los intereses de la comunidad, en definitiva, una ciencia *inmoral* y preocupada tan sólo de los beneficios económicos, en tanto que ha sido apartada de las necesidades de la humanidad para abastecerse únicamente de las necesidades del poder, esto es, del ejército, del Estado y del Capital.

Será una ciencia que cometerá **fraudes**, que *suavizará* mentiras, que *amañará* experimentos y en la que todo será válido en la medida en la que sirva para mantener sus preceptos inalterables y en una condición irrefutable. En definitiva, la ciencia moderna, salvo pocas excepciones, se encontrará apartada de lo humano, en tanto que la primera no caminará de la mano de la segunda, sino de la del dinero, de los beneficios y del poder.

La ciencia moderna será uno de los pilares fundamentales del *imperio* en tanto en cuanto ésta será impuesta a toda la sociedad a través del ya mencionado *principio de autoridad*. Los sistemas educativos modernos, fundados todos ellos en el siglo XIX para adoctrinar y controlar a la población, serán su principal aliado y encontrará en las *universidades* el brazo ejecutor de su *razón*. Tan sólo existirá una única *verdad,* la cual no podrá ser nunca cuestionada, de lo contrario, será el propio sistema, con todos los medios a su alcance, el que se encargará de aleccionar a los disidentes. En el caso de que un científico descubra algo que pueda ayudar a mejorar la salud de la comunidad, se le silenciará, se le atacará, se le destruirá. Serán conocidos los casos de *Béchamp* o de *René Quintón*[26], por solo citar algunos. Sus descubrimientos podían haber transformado el mundo pero no lo hicieron, por supuesto, de otra manera este libro no existiría.

En cuanto a la medicina moderna, serán el *cáncer*[27], las *vacunas*[28]y el *SIDA* los tres pilares sobre los que se sustentará, ella y sobre todo, las industrias farmacéuticas. En última instancia y gracias a aquellas, serán los propios Estados los que lograrán un cada vez mayor control sobre sus poblaciones. Tales instrumentos servirán al *poder* para lograr sus objetivos principales, a saber, la sumisión y la dominación perpetua de su pueblo, de las *masas*. Resaltamos aquí cómo el *cártel* químico – farmacéutico se valdrá de aquellos tres *dogmas* científicos para lograr acumular la mayor parte de sus beneficios. ¿Tendrá esto algo que ver con que se silencie, se ataque, se ignore o se desprecie cualquier opinión que cuestione aquellas tres *verdades*?

Observando el mundo actual, el moderno, alguien podría preguntar, ¿y para qué se ha creado todo esto? Eso es lo mismo que nos preguntamos desde aquí todos los días. En cualquier caso, los últimos milenios han estado influenciados por los sacrificios a gran escala, esto es, por la guerra, por una guerra continua, interminable. Y en los últimos dos siglos, esa guerra dio paso a algo todavía peor, las *revoluciones*. En resumen, ¿por qué iba a tener que haber cambiado algo? Queda claro que por nada. La única diferencia es que ahora *"unos matan y otros mueren por nosotros"*. Nosotros observamos la tragedia por nuestro televisor mientras nuestros cuerpos descansan y engordan sobre el sofá más caro de *El corte inglés*. La comodidad de los estados modernos o dicho de otro modo, delos Estados del bienestar, cuyo significado se puede resumir de aquella manera. Por lo tanto, serán la industria militar y su consecuencia directa, la *guerra*, las que dotarán, en cierto

---

[26]Creó multitud de "dispensarios marinos" en los que salvó de una muerte segura a miles de niños y a cientos de adultos con su terapia basada en el agua de mar. *L'Intransigeant* escribe a principios del siglo XX: «Los trabajos de Pasteur aportan una concepción de la enfermedad. Los de Quinton nos aportan una concepción de la salud. ¿Qué es el sérum de Pasteur? Es un sérum particular de una enfermedad contra esta enfermedad, un sérum que ataca un microbio dado y ningún otro. ¿Qué es el agua del mar? Es un sérum que no ataca ningún microbio particular, sino que da a la célula la fuerza para luchar contra todos los microbios.» Por supuesto, sus trabajos han sido olvidados en su mayoría.
[27] Con el cáncer ocurrirá lo mismo. Cientos de miles de millones gastados en ¿investigación? en los últimos 40 años no han ayudado a que las probabilidades de fallecer sean mayores incluso que en el año 1970. Es de señalar que los tratamientos serán muy tóxicos ya que atacarán al cuerpo. De forma militar, existirá un enemigo, un agresor y habrá que acabar con él de cualquier manera. Incluso la prevención será agresiva, tanto que es muy probable que una de las causas principales de cáncer de mama, sean las mismas *mamografías* y sobre todo, el miedo a la prueba, que cada año hace temblar a todas las mujeres.
[28]Para recibir información sobre las vacunas existe la asociación *"La liga para libertad de vacunación"*.

modo y de una forma muy triste, amoral, infrahumana, salvaje y genocida, de sentido a este mundo, el actual.

Respecto de la salud se podrá comprobar fácilmente el hecho de que no se encontrará al margen de ese *militarismo*. Los sistemas sanitarios actuales, herederos de los sistemas sanitarios dispuestos en tiempos de guerra, no tendrían ningún sentido sin el *miedo*, la *desconfianza* y la *preocupación* generada ante un posible enemigo que siempre acechará a su víctima, un **enemigo** creado como algo monstruoso gracias a la manipulación de los *medios de comunicación*, de la *educación*, de la *publicidad* y al que de cualquier manera, habrá que *odiar, perseguir, atacar* y *destruir*. Un enemigo que en el ámbito médico y sanitario no podrá verse a través del ojo humano, pero sí a través de unos aparatos llamados microscopios. De nuevo la tecnología al servicio del *imperio*. Esos enemigos fueron en el siglo XX las *bacterias* las que debían ser aplastadas y pisoteadas. En el siglo XXI parece ser que serán los virus los nuevos *rivales* a destruir.

Es así como se inicia la batalla contra las bacterias (*antibióticos*) y contra los virus (*vacunas, antivirales*). Una batalla continua, librada con todas las de perder por nuestra parte pero que avanzará imparable, sin ninguna intención de detenerse. Los antibióticos, que en su momento pudieron llegar a salvar algunas vidas, comienzan a ser peligrosos para la salud *pública* ya que están generando importantes resistencias en determinadas bacterias y como consecuencia, las infecciones están aumentando. Siendo ésta la realidad, en lugar de parar y cambiar los métodos, se siguen recetando medicamentos antibióticos y se siguen elaborando cada vez con unas composiciones más *potentes*, más *fuertes*, esto es, más tóxicas para que de cualquier manera, sigan teniendo los *efectos* deseados sin importar los posibles efectos secundarios como pueden ser la alteración del sistema nervioso, la dificultada para respirar o la sordera.

Vacunas

En cuanto a las vacunas, nos encontramos con un tipo de medicamentos sobre los que, incomprensiblemente, nunca se han realizado los estudios adecuados para determinar sus efectos adversos. Efectos que existirán, que serán reales pero eso no importará. Seguirán siendo administradas en todos los niños, haciendo creer a sus padres que son *obligatorias,* lo cual es rotundamente falso y aun así se atacará, se perseguirá y se humillará a los padres que decidan no vacunar a sus retoños.

20

Resulta interesante comprobar el *interés* mostrado por las autoridades respecto a las vacunaciones de todos los bebés. ¿Por qué hay tanta necesidad en vacunar? ¿Será algún tipo de eugenesia encubierta? ¿Provocarán las vacunas daños irreparables a largo plazo? Dejamos el debate abierto por no ser éste el tema a tratar. En cualquier caso, veamos qué se puede decir sobre algunos de los dogmas oficiales[29] relacionados con las vacunas y que son aceptados por la mayoría de forma religiosa:

a) Pese a las investigaciones realizadas hasta el presente **el sistema inmunitario sigue siendo un gran desconocido** para la Medicina. Aplicar la vacunoprofilaxis masivamente, es decir, infectar de modo artificial a la población, comporta riesgos notables. Los efectos adversos que origina esta práctica suelen ser minimizados o ignorados.

b) Los **efectos iatrogénicos** de la aplicación masiva e indiscriminada de la vacunoprofilaxis aparecen porque no se tiene en cuenta la reactividad individual de los antígenos, determinada por el bagaje genético -sistema HLA-, porque no se elabora previamente una anamnesis, ni se tiene en cuenta el grado de maduración del sistema inmunitario.

c) Las vacunas incluyen en su composición sustancias utilizadas como conservantes o como agentes de atenuación; algunas de tales sustancias resultan muy tóxicas para algunos individuos debido a que ejercen una poderosa acción alérgena.

d) La aplicación de la vacunoprofilaxis ha alcanzado unas dimensiones exageradas que no responden a la situación epidemiológica real del momento. Cabe suponer pues que hay otros factores que la sostienen, tales como la inercia burocrática de los programas de vacunación y la presión interesada que importantes sectores económicos ejercen sobre la Administración.

e) **La disminución de las enfermedades infecciosas obedece principalmente a las mejoras obtenidas en nutrición e infraestructuras higiénicas.** Resulta fácilmente constatable que la vacunoprofilaxis por sí sola es incapaz de hacer retroceder las enfermedades infecciosas en poblaciones desnutridas o que carecen de las mínimas condiciones higiénicas.

---

[29] Se puede leer el artículo en la siguiente página: http://www.vacunacionlibre.org/manifest.htm

f) La aplicación innecesaria de antibioticoterapia, por desgracia tan frecuente, es una práctica demasiado arriesgada, dado que está provocando un incremento progresivo de resistencias bacterianas.

La medicina y la ciencia moderna presumen de adelantos, de logros, de avances, pero, ¿de qué se está hablando realmente si esa medicina y esa ciencia están fundamentadas en ideas, preceptos, consignas y creencias propias del siglo XIX que dieron vida a la *eugenesia*, al *nazismo*, a los sistemas educativos modernos y a la creación de un capitalismo cuyo único objetivo ha sido la destrucción total de los seres humanos y de la naturaleza? No negaremos que las *urgencias* de los hospitales, en el momento presente, salvarán muchas vidas (para eso fueron creadas, para salvar vidas en momentos críticos, como en los tiempos de guerra). De cualquier manera, ha quedado demostrado que el incremento tecnológico en el entorno sanitario no ha venido ligado de un incremento proporcional en la salud de la población, es más, se ha producido el efecto contrario. ¿Por qué ha ocurrido este fenómeno? Pues sobre todo porque las personas no necesitan tecnología, sino alguien que les escuche y que les intente comprender. El cuidado de la salud ha de producirse en un entorno cercano, de amor y de cariño, propios de la familia a poder ser. Por el contrario, la medicina moderna ha ido incrementando su progresivo alejamiento de los seres humanos para acercarse paulatinamente a un diagnóstico cada vez más eficaz desde el punto de vista de la enfermedad que no de la salud, más avanzado y más sofisticado gracias a las pruebas, a los análisis, a los valores cuantitativos, a las radiografías que se tomarán como único valor fiable. Por el contrario, se denostará el sentido común y la intuición. De ese modo la vida de las personas se *medicalizadará* mientras que las consultas de los médicos se *deshumanizarán*. Este será un camino, como otro cualquiera, pero no será el adecuado desde el punto de vista de la libertad individual ya que degradará a la persona, convirtiéndola en dependiente y por lo tanto, en temeroso. Un camino que será allanado por una industria farmacéutica que se convertirá en la mayor beneficiaria de esa medicalización de la sociedad. Y los Estados modernos podrán también cumplir sus sueños de ser los amos de los seres humanos *"desde la cuna a la tumba"*.

Esperanza de vida

Una de las creencias mejor implantadas en las conciencias de los hombres del siglo XXI y que sustenta a esa medicina moderna, ya que es usada por ella para darse validez, es la de que *"antes la gente moría con 30 o 40 años"*. Lo que sugiere y de lo que se debe deducir es que gracias a esa medicina, la moderna,

22

la científica, ahora vivimos 80 o 90 años. Según el Instituto Nacional de Estadística, la esperanza de vida en España era de 35 años a principios del siglo XX. Según otras fuentes consultadas, la esperanza de vida en la Grecia clásica era de 28 años, la misma que en la Antigua Roma. Veamos algunos ejemplos sobre esa esperanza de vida en el mundo antiguo: Aristóteles vivió 62 años; Epicteto, 80 años; Platón, 81 años; Sócrates, 71 años; Demócrito, 109 años; Jerófanes, 95 años; Pirrón de Ellis, 90 años; Eratostentes, 95 años y se dice que el filósofo Epimenides de Creta, vivió más de 150 años.

El siguiente texto es una transcripción del libro titulado Geografía universal física, política e histórica de 1827, escrito por Mariano Torrente:

"En San Juan de Poyo de Galicia, dio el cura la Pascua en 1724 a trece individuos que componían entre todos ellos 1499 años, siendo el más joven de 110 y el más viejo de 127.

En 1726 murió en la villa de Fefiñanes, un pobre labrador llamado Juan Otero de 146 años; e iguales ejemplos se repiten con frecuencia aquí y en otras provincias".

Hace pocos meses murió una señora en un pueblo de Cuenca llamado Carrascosa con 104 años. Varios son los *centenarios* que han habitado dicho pueblo y varios son los que han llegado a esas edades en perfecto estado.

Por lo tanto, ¿de dónde salen todas esas estadísticas? ¿Estarán manipuladas como las del SIDA? ¿Cómo es posible que la gente muriera con 35 años a principios del siglo XX y ahora vivan 55 años más? El enunciado tiene que ser falso rotundamente o en cualquier caso, deducido a partir de unas determinadas condiciones históricas e higiénicas, no especificadas por supuesto, de otra manera no podría ser verdadero bajo ningún concepto. Es más, es una afirmación que carece de ningún sentido biológico ni ético, al contrario, su contenido demuestra una prepotencia y una infamia difíciles de superar.

El ser humano puede vivir perfectamente hasta los 120[30] años, así es nuestra naturaleza, sin necesidad de usar vacunas, ni antibióticos, ni antiinflamatorios,

---

[30] *"El emperador amarillo pregunta: He oído que la gente de la alta antigüedad vivía 120 años sin que aparecieran síntomas de debilidad en sus movimientos, las gentes del presente se debilitan en los 50 años. ¿Esto es por el cambio de una época o por faltas de los hombres? Qipo Contesta: En los tiempos antiguos aquellos que comprendieron las obediencias del TAO, se moldearon a si mismos según el Yin y el Yang, así vivieron en armonía con las artes de la divinidad. Había moderación en el comer y en el beber. Las horas de levantarse y retirarse eran regulares, al igual que ordenados en sus*

ni radiografías, ni análisis, ni mamografías, ni citologías, ni *viagra*, ni hospitales, ni élites médicas, ni funcionarios. Por otro lado, resulta lógico pensar que alcanzar una edad así se hace imposible en las grandes metrópolis modernas, en donde la vida avanza mucho más deprisa que nuestros corazones[31]. Además, se puede comprobar fácilmente que precisamente la esperanza de vida siempre fue menor en las ciudades que en el mundo rural, debido sobre todo al hacinamiento de la población, a la suciedad, a la falta de higiene, a la disminución del movimiento, al aislamiento de las personas, a la ausencia de naturaleza y de belleza, y sobre todo, el aumento de las temperaturas, que en Verano causaban muchas muertes, en su mayoría niños con problemas de desnutrición, problemas muy propios de las grandes ciudades, las cuales se harán siempre dependientes del exterior para abastecerse.

En cualquier caso, la realidad es que se trata de una creencia muy arraigada e instalada profundamente en las mentes de la mayoría. Así que cabría preguntarse cómo han llegado a esa ingeniosa conclusión. ¿A qué momento histórico concreto y en qué lugar, si en las ciudades o en el mundo rural, se refieren cuando afirman que en el año 1900 se vivía 35 años? ¿Si se refieren a la Europa del siglo XIV en la que murieron entre un 30 y 50 % de sus habitantes, podríamos deducir que seguramente la esperanza de vida de aquellos años fuera bastante baja? ¿Si hablamos de la Europa que quedó destruida durante los años 40 a causa de la II Guerra mundial, podríamos afirmar que la esperanza de vida fuera muy, muy baja?¿Si se refieren al desgraciado genocidio cometido en el Congo en el año 1994 en el que murieron casi 800.000 personas, con el visto bueno de sus apestosos cascos azules, parecería lógico pensar que en aquel lugar la esperanza de vida bajara bastante? En resumen, no nos queda muy claro cuál ha sido el proceso deductivo para llegar a esa conclusión ya que lo que parece seguro es que lo que determina la esperanza de vida no son los medicamentos, las vacunas o la tecnología sanitaria sino las ganas de vivir, el trabajo manual, el caminar varios kilómetros cada día, la belleza del paisaje, una alimentación fisiológica

---

actividades. Evitaba el surmenage y se guardaba de deteriorar su cuerpo y su espíritu, permitiéndose así vivir más de un siglo. Las gentes de ahora no actúan de la misma forma, usan el vino en vez del agua, y adoptan el descuido como comportamiento. La pasión agota sus fuerzas vitales; sus deseos vehementes disipan su verdad. No saben cómo encontrar satisfacción en sí mismos. No están adiestrados en el control del espíritu. Dedican toda su atención al entretenimiento de sus mentes. Levantándose y retirándose sin regularidad. Por esta razón, se fatigan prematuramente y apenas llegan a los cincuenta años." Extraído del *su wen*, escrito aproximadamente hace 2500 años.

[31] Los problemas del corazón son una de las principales causas de muerte en las ciudades modernas.

y natural y la disposición de un sentido vital marcado por unos valores y unas creencias grandes que hagan la vida deseable y necesaria.

Darwinismo y Capitalismo

El mundo moderno se servirá de la ciencia para legitimarse y del avance tecnológico para justificarse. Una ciencia que comenzará a caminar durante el *Renacimiento*[32], que lo hará cada vez más deprisa según avance el tiempo y que pasará como un torbellino por la *Ilustración* hasta llegar a nuestros días como un verdadero cohete. Occidente tomará como modelos a sus antepasados, es decir a la *Grecia clásica* y al *Imperio Romano*. De ellos tomará su pensamiento en torno a Aristóteles, sobre todo, su arte, su democracia[33], su derecho, el romano, y sobre todo, su religión, la creada por el emperador Constantino y que da inicio a la actual civilización, la Occidental y cuyas consecuencias son difíciles de evaluar.

No será necesario señalar que ese cohete ya es imparable. El famoso *método científico* inició ese proceso cuyo final es imposible de determinar. Y si la Ilustración nos mostró sus encantos, el siglo XIX[34] no será menos y de él saldrán todos los sapos y culebras que nos podamos imaginar. Será el siglo XIX el que verdaderamente vomite la modernidad, el que verdaderamente inicie este proceso de deshumanización y de destrucción nunca visto antes y el que verdaderamente nos regalará todos los prodigios y todos los encantos de nuestro mundo, el actual, el moderno.

Resultaría complicado comprender lo que significa y lo que es Occidente sin comprender el pensamiento de Aristóteles, pero tampoco se puede comprender el momento presente si no se comprenden lo que han supuesto *Darwin y Adam Smith* en el pensamiento de los últimos siglos. Estos personajes abortarán unas teorías que a grandes rasgos son la base del pensamiento moderno. Y alguien dirá, ¿qué tienen que ver el uno con el otro?

---

[32] El Renacimiento verá nacer ese nuevo arte que iniciará el proceso de destrucción del ser humano en tanto que ese arte pasará a manos de unas elites privilegiadas. Aparecerán los "genios" y los que "piensan por los demás".

[33] La democracia griega era en esencia, el fortalecimiento del Estado, del cual Platón era un defensor importante. Esa democracia sentará las bases del sistema de dominación actual, la democracia parlamentaria y constitucional, la dictadura perfecta.

[34] Revolución industrial, el ferrocarril como elemento de dominación, Pasteur y sus microbios, el cine, la vacuna, la aspirina, la coca-cola, la Revolución, Napoleón, las guerras del opio, Nietzsche, Marx, Hegel, Darwin, Rockefeller y Sir Francis Galton.

Aparentemente nada, pero lo cierto es que se encuentran íntimamente relacionados, tanto que *"las teorías de Darwin son el apéndice científico de las teorías del libre comercio y la oferta y la demanda de Adam Smith[35]"*.

¿Qué necesita un mundo competitivo, en el que unas élites se encuentran "mejor adaptadas" que todos los demás, sumido en una guerra continua, dirigido por un capitalismo despiadado al que sólo le interesa conseguir los mayores beneficios, en el que existen unas "razas" que viven mejor que otras, en donde la vida se ha convertido en una lucha incesante por la supervivencia y en el que, justificando nuestro "origen" simiesco se apela a nuestros más bajos instintos para convertirnos en eso, en animales domesticados? Pues se necesitan teorías y éstas aparecieron, como no podía ser de otra manera, en el siglo XIX, siglo en el que se dio inicio a la avalancha que se nos venía encima, siglo en los que se dio comienzo al proceso deshumanizador, secularizador y destructor que ha devastado la tierra y a sus habitantes en tan sólo doscientos años.

Charles Darwin justificará con sus teorías que exista una minoría muy rica la cual se encuentra mejor adaptada al medio en contraste con una inmensa mayoría pobre o muy pobre la cual no se ha adaptado tan bien. Justifica en última instancia que la vida sea una lucha continua por la supervivencia o traducido al idioma moderno, en una guerra continua, sin tregua y en el que los periodos de paz, serán guerras *frías*. Por último, gracias a su teoría sobre *la selección natural* se encuentra respaldada la extinción de muchas especies de animales o la destrucción de pueblos, de comunidades o de etnias enteras.

Adam Smith[36]justificará el trabajo asalariado, dotándolo de algún sentido diferente al de ser un esclavo. Además, permitirá que la fragmentación y la división del trabajo alcancen límites insospechados hasta ese momento, creando trabajos absurdos y monótonos, aburridos y deshumanizadores que en cualquier caso, permitirán la creación de seres humanos pasivos, desmoralizados, perezosos y preparados para formar parte de la vida moderna, esto es, para consumir muchas cosas inservibles con el dinero que tanto esfuerzo les habrá costado ganar en esa fábrica que producirá los productos que después comprará. Se teoriza así una vida vivida por y para el

---

[35] Máximo Sandin. Las dos obras sobre las que se cimientan el pensamiento científico - económico en la actualidad son *La riqueza de las naciones* de Adam Smith y *Sobre el origen de las especies por medio de la selección natural o el mantenimiento de las razas favorecidas en la lucha por la existencia* de Charles Darwin.

[36] Lo sabemos, Adam Smith vivió en el siglo XVIII.

dinero, una vida sometida a una competitividad perpetua en todos los aspectos que podamos imaginar (aunque sobre todo en el aspecto laboral) y una vida en la que habrá siempre que buscar los mayores beneficios a cualquier precio sin importar las consecuencias. Esto es la felicidad impuesta por decreto, la felicidad a la que aspiran todos los buenos ciudadanos modernos, la felicidad que se compra y se vende, la felicidad que permite escupir y pisotear a cualquiera que se nos cruce en nuestro camino con tal de poder conseguir nuestras *metas*, nuestros *objetivos* y nuestros *sueños*. ¿Qué es sino el capitalismo que el trabajo asalariado, una vida vivida por y para el dinero y la búsqueda continua de la *felicidad*?

En resumen, las teorías de estos señores se convirtieron en dogmas y por lo tanto, en el ámbito educacional resultan ser la base sobre la que se apoya, el sustento sobre el que avanza. El primero en lo relacionado con las ciencias puras y el segundo en lo relacionado con las ciencias económicas. Paradigmático resulta el caso de *Darwin* y de sus teorías, las cuales han pasado a convertirse en una religión como cualquier otra, poniendo así en evidencia a la ciencia moderno, la cual se fundamenta sobre todo en la fe, mucho más que en la experimentación, en el ensayo – error y en la vida vivida.

En cualquier caso, intentaremos entender esos dogmas y para ello nos apoyaremos en sus pensamientos para lograr una mayor comprensión de lo que ha supuesto *Darwin* en nuestras vidas. Sobre todo, intentaremos vislumbrar como se ha podido llegar a la profunda devastación del mundo entero en la que nos encontramos actualmente, en general, y sobre todo, del continente africano, en particular. Veamos por lo tanto qué era lo que rondaba la cabeza de *Charles Darwin*, soporte fundamental de la ciencia moderna:

"Los primeros antecesores del hombre eran sin duda inferiores, por la inteligencia y probablemente por sus disposiciones sociales, a los salvajes más desgraciados que existen actualmente;"

"Se ha dicho a veces, [...], que el hombre puede soportar impunemente las diferencias más grandes de clima y otros cambios distintos; más esto es sólo cierto para los pueblos civilizados. El hombre en el estado salvaje parece, bajo este respecto, casi tan susceptible como sus más cercanos vecinos, los monos antropoides, que nunca viven mucho si se les saca de su país natal."

"Pero no he visto nada que me haya sorprendido tanto como la primera mirada de un salvaje. Era un fueguino desnudo, con su largo cabello agitándose y su cara embadurnada de pintura. Había en su semblante una expresión que debe parecer de inconcebible salvajismo a aquellos que no lo hayan visto antes. Erguido sobre una roca, articulaba sonidos y hacía gesticulaciones que eran mucho menos inteligibles que los gritos de los animales domésticos."

"En las sociedades civilizadas existe un importante obstáculo que impide el aumento de los hombres de una clase superior, sobre el cual ha insistido principalmente M. Greg y M.Galton, a saber, que los pobres y los indolentes, a menudo degradados por el vicio, se casan invariablemente muy pronto;"

Parece evidente que no le parecían demasiado respetables las gentes que no fueran de su *especie*, a *saber*, *adinerados*, *aristócratas*, *burgueses* y *banqueros*. Sí, efectivamente, todos aquellos que pertenecían a las elites, que no eran otras que las elites actuales, las que siguen y seguirán dirigiendo el mundo de un modo u otro, queramos o no. Unas élites que tenían el deseo y aún hoy día lo siguen teniendo, de reducir la población mundial hasta dejarla en 500 millones de habitantes, haciendo desaparecer de la faz de la tierra a todos aquellos a los que consideraban *razas inferiores*, a saber, pobres, mendigos, inválidos, gentes con problemas mentales, salvajes como los africanos, como los indios de América del norte o como los nativos australianos, y en cualquier caso, a todos aquellos que eran considerados como *desfavorecidos* y que a través del principio de la selección natural, deberían esfumarse y desaparecer, al igual que lo hace el humo de una hoguera en medio de una cálida velada.

Estos pensamientos serán la chispa que encenderá la mecha a principios de siglo y que darán como resultado a la *eugenesia*[37], más tarde al *nazismo* y por último, en la actualidad, al *darwinismo social*, el cual, disfrazado de filantropía y de caridad humanitaria, aparecerá inadvertido a los ojos de la sociedad. En cualquier caso, esa diferencia será tan sólo formal, puesto que en lo más sustantivo, esto es, en los objetivos, serán la misma cosa, el mismo monstruo y portarán la misma antorcha, es decir, la de la demencia, la del asesinato, la de Satanás.

Estas ideas, las darwinistas y las capitalistas, serán la base científica que dará sustento a todos los estudios superiores de todas las universidades modernas

---

[37] Algunas prácticas eugenistas llevadas a cabo en el siglo XX fueron la esterilización obligatoria, la segregación, los abortos forzosos, el genocidio. Véase Francis Galton, el cual se inspiró en Darwin para formular sus siniestras teorías sobre la eugenesia.

del mundo y aquellas serán defendidas a fuego y sangre por la gran mayoría, repetimos de nuevo, como si de **dogmatismos** religiosos se tratasen. ¿Existe alguna diferencia entre lo anterior, entre ese dogmatismo científico y el fanatismo religioso, tan de moda actualmente? Queda claro que **no**. Sobre todo cuando se persigue, se ataca, se humilla o simplemente, se ignora a los disidentes, a los que piensan diferente, a los que buscan honradamente la verdad. Por lo tanto, no existirá ninguna tolerancia hacia cualquier otra opción que no sea la del pensamiento único, la de la verdad impuesta e inamovible, la del adoctrinamiento, la de la modernidad.

Evolución o creación

El origen del hombre también ha suscitado muchas preguntas desde que aquel quedó dividido entre cuerpo y razón, desde que comenzó la ciencia y el empirismo. Los mitos, los textos tradicionales, los saberes populares dejaron de interesar y comenzaron a ser pisoteados una y otra vez. El hombre moderno necesitaba pruebas y por lo tanto, comenzó a escavar en busca de restos que pudieran darle alguna pista sobre sus orígenes.

De repente aparece Darwin y nos dice que el hombre fue evolucionando poco a poco, desde el simio hasta convertirse en lo que es actualmente. Y esa parecía la única solución al problema del origen del hombre. Hasta que apareció su opuesto y por lo tanto, su aliado. ¿Existealguna otra opción en la actualidad sobre el origen de ese hombre? Por supuesto,el mundo moderno siempre nos ofrece variasopciones mayoritarias: los progresistas y los conservadores, los demócratas y los republicanos, las izquierdas y las derechas, el comunismo y el capitalismo, el machismo y el feminismo, de lo que resulta, en definitiva, el dualismo moderno.Por un lado esto se hace para que no necesitemos pensar demasiado. En el fondo, lo hacen por nuestro bien. Por otro lado, también se hace así para que de esa manera, podamos estar enfrentados entre nosotros, tanto con nuestros familiares como con nuestros vecinos, incluso también podremos estar enfrentados con nosotros mismos para que así, nuestra vida no sea deseable y vivamos siempre en una lucha permanente.

Por lo tanto, respecto al origen del hombre, la modernidad nos dirá que *"si no eres darwinista, es que eres creacionista"*. Por lo que el resto de opciones quedarán excluidas inmediatamente. Se podrá comprobar cómo nos tratarán igual que a niños pequeños, igual que a seres no humanos, en tanto en cuanto, nos tomaran como incapaces de pensar, de cavilar, de reflexionar y de

29

intelectualizar. En definitiva, en la modernidad si no perteneces al conjunto A, es porque perteneces al conjunto B. Por supuesto, queda claro que no existirán más conjuntos que el A y el B. El resto serán ignorados y así, directamente dejarán de existir.

Para los creacionistas, la *evolución* no servirá, así que llegarán ellos y nos dirán que el hombre apareció hace unos pocos miles de años, como resultado de la obra de Dios. Para ellos la vida surgió tal y como es narrada en esa Biblia que ni se puede considerar un libro sagrado ni su contenido se encuentra libre de las manipulaciones del poder. De esto se puede deducir que no saben de lo que hablan[38]. En cualquier caso, la Biblia sí incluye una cierta tradición. Y por lo tanto, realizar una interpretación literal de la Biblia o de cualquier otro texto tradicional sería un error. Es más, los mitos no se pueden razonar, ni mucho menos moralizar. Los *creacionistas* interpretan los textos bíblicos al pie de la letra lo que quizá nos lleve directamente de nuevo hacia otro fanatismo que siempre nos conducirá a un tipo de radicalidad, en la medida en la que no serán toleradas ninguna otra opinión fuera de esas creencias que ellos mantienen inalterables.

Siendo ésta la situación, ¿qué se puede hacer entonces? Quizá lo más sensato sería usar nuestro sentido común. Y ese sentido común nos dice que no seamos ni *darwinistas* ni *creacionistas*. Los primeros nos dirán que venimos del mono, que hemos *evolucionado* progresivamente, pasando de trepar de árbol en árbol a crear arte, música y leyendas mientras que los segundos, nos vendrán a decir que venimos de Adán y de Eva. ¿Es tan importante el origen del hombre? Por supuesto que si nos dicen que venimos de un simio, sí lo es. ¿Dónde queda la tradición? ¿Y sí en ese origen del hombre hubo un componente no humano[39] y por lo tanto inexplicable para esa ciencia moderna empeñada en encontrar restos fósiles de nuestros ancestros?

En cualquier caso, si entendemos la vida como un proceso muy extenso y no como algo inmediato tan propio de los tiempos que corren, como un proceso en el que la vida se encuentra interrelacionada con otros fenómenos, como un proceso cuya duración resulta ser inmensa en el tiempo *no* lineal de la historia, comprendemos que ni la vida ni mucho menos la del ser humano, pueden ir *evolucionando* poco a poco, pasito a pasito. ¿Cómo pudo ocurrir que un simio

---

[38] Para profundizar en el origen de la Humanidad desde el punto de vista de la tradición, se recomienda la lectura de *La rueda de los cuatro brazos* de Ibn Asad.
[39] Por supuesto que no nos referimos a ningún tipo de extraterrestres que tanto gustan a los modernos. Por el contrario, todas las tradiciones hablan de "gigantes" como nuestro origen.

pasara de un día para otro, de trepar por un árbol a narrar un cántico a la luna? Quizá esto podría valer para producir una de esas absurdas películas de *Hollywood* o quizá para la historia de una novela de esas que venden en los supermercados. Pero no tendría ninguna validez para hablar de algo muy serio, algo que nos incumbe a todos sin excepción, para algo tan importante como es nuestro origen. La vida no *evoluciona,* sino que se *transforma.* Los grandes cambios han surgido durante el desenlace de enormes cataclismos, en momentos de un gran estrés ambiental y de forma repentina, no durante un tiempo progresivo, lento, pausado. ¿Cómo fue ese día en el que lo que ellos llaman *ser humano* pasó de trepar sobre los árboles y de andar con las cuatro extremidades, a caminar erguido, de forma bípeda y a usar sus manos para acariciar a unos árboles sobre los que antes trepaba?

Recapitulemos. El mundo actual se apoya en una base teórica - científica propia del siglo XIX, ideada por unos tipos que se imaginaban *superiores* al resto, sobre todo respecto de los que ellos consideraban como *salvajes,* que pensaban que tan sólo sobreviven los más fuertes y los mejor adaptados al medio gracias a lo que ellos llamaron *selección natural*(lo que traducido a un lenguaje común y vulgar, para que se entienda, sería algo así como *el predominio de los ricos sobre los pobres,* la prevalencia de unas élites sobre todos los demás). Debido a sus teorías, actualmente podemos observar un mundo que se bate en una lucha continua por la supervivencia, hecho que podemos comprobar con las más de 50 guerras abiertas en el momento actual y a las puertas de un conflicto sin precedentes a punto de estallar.

Podemos ver un mundo militarizado en todos los ámbitos: en el educacional (respeto a la autoridad, sirenas, patios, recreos, orden, clases, miedo), en el sanitario (la idea de las *urgencias* siempre en nuestra cabeza, un enemigo, a saber, bacterias o virus, a los que hay que eliminar, invalidez, bajas, ataques preventivos: *la mejor salud es un primer ataque,* guerras abiertas al cáncer, al SIDA, al Alzheimer), en el social (más controles, más policía, más guardia civil, más radares, más cámaras de seguridad, más documentos), en la industria (preparada y adaptada en su mayoría para cambiar el modelo productivo de forma muy rápida y eficiente en caso de guerra, de conflicto armado, disciplina, toque de queda, trabajo en cadena).

Darwin y *Smith,* el Estado y el Capital como forma de vida, impuesta obligatoriamente de la misma forma que lo haría cualquier *nueva* religión, esto es, mintiendo, adoctrinando, matando, adaptada a la *nueva* humanidad: la de la ciencia, la del progreso, la de la modernidad, la de la razón, la del pensamiento único, la de *aceptar* como borregos, la de no pensar, la de no preguntar, la de no gritar, la de no decir cualquier cosa que pueda herir a los demás, la del positivismo, la del utilitarismo, la del monetarismo, la del infantilismo, la de la adolescencia perpetua, la de la doble moral, la de la hipocresía, la de las izquierdas y las derechas, la de creer o no creer, la de la esperanza, la de las drogas como medio de destrucción, la de los medios de comunicación como armas de destrucción de las mentes, la de la dejadez, la de la pereza, la de la felicidad, la de la desconfianza, la de la propiedad privada, la de la pérdida de sentido vital, la de la esclavitud, la de la no - libertad, la de la pérdida de lo humano, la de la mujer medicalizada, la de los hombres impotentes y la de los niños a los que se les droga simplemente por *distraerse*.

Inmunología

Ya vimos que la medicina moderna no tiene del todo claro cómo *funciona* realmente nuestro sistema inmunitario. En la actualidad, aún sigue vigente la visón *mecanicista* del ser humano, propia del siglo XIX en la que el cuerpo y la mente quedan separados, pasando el primero a ser dividido en partes, aparatos y sistemas más o menos relacionados entre sí pero que en cualquier caso, actúan de forma independiente y el segundo acabará convertido únicamente en *razón, razón y razón*. Quizá sea esta visión la que impida comprender la verdadera naturaleza del sistema inmunitario. O mejor aún, podría ser también que un cambio en esa visión dejará de reportar tantos beneficios a los gobiernos y a las multinacionales de la industria química y farmacológica. Por supuesto, un cambio de visón y de paradigma no le interesa a nadie, absolutamente a nadie.

La visión militar de la salud y del cuerpo humano, la que considera a éste como un *fortín* que debe defenderse de un ambiente hostil y de un mundo exterior agresor, invasor y patógeno, en el que habitan (*afortunadamente para la industria*) virus y bacterias peligrosas y dañinas es una visión, simplemente una más, pero no es la única.

Existe vida después de *Pasteur* aunque no parezca posible. *Béchamp* fue un investigador contemporáneo del primero que descubrió unos corpúsculos más pequeños que la célula a los que llamó *microzimas*. En el cuerpo humano, su forma varía según el estado de salud y el ambiente en que viven. La enfermedad aparece cuando se desencadena algún desequilibrio que perturba su normal funcionamiento. Cuando la salud se encuentra deteriorada (por desnutrición, intoxicación, drogas, estrés físico o psicológico) las *microzimas* se transforman en gérmenes patógenos, los cuales pueden adoptar varias formas o *polimorfismo*, contradiciendo el *monomorfismo* de Pasteur, según el cual cada enfermedad es provocada por un germen determinado que viene de un exterior ante el cual, habrá que protegerse, esto es, *inmunizarse*.

Representaban dos visiones antagónicas que ciertamente, no podían ser complementarias debido a que: la primera reportaba muchos beneficios económicos y sociales, esto es, mayor control y dominación sobre la población, a través de vacunaciones, tratamientos antibióticos y antivirales para el SIDA, y la segunda no, sobre todo a que se apoyaba en la prevención. La primera provocaba una medicina de **enfermedad**, militarizada, medicalizada, basada en el *miedo* mientras que la segunda, proporcionaba una medicina de **salud** en tanto que convertía a la persona en un ser responsable de sus actos y de su vida. Podrá enfermar, por supuesto, pero sabrá que en última instancia la responsabilidad era suya y no podrá echarle la culpa a unos *bichitos* que andaban por ahí intentando destruir su paz y su armonía interiores. La responsabilidad de la **salud** recae sobre cada uno, no sobre otras personas a las que se delega la primera, dejando a la persona indefensa y dependiente de terceros a los que ni siquiera conoce.

Ambos científicos discutieron qué causaba la enfermedad durante mucho tiempo. Al mismo tiempo, *Pasteur* disponía de mucho más poder y sobre todo, de un gran deseo de lograr una fama que lograría tiempo después, de manera más que suficiente, como se podrá comprobar en la actualidad. Aun así, en su lecho de muerte *Pasteur* declaró que *"el microbio no es nada, el terreno lo es todo"*. Como nadie pareció escucharle o nadie quiso hacerlo, en la actualidad nos encontramos con que *"a cada microbio una enfermedad y a cada enfermedad una vacuna"*. Por supuesto, el trabajo de *Béchamp* fue ignorado durante mucho tiempo aunque no fue del todo olvidado y en la actualidad existe una cierta continuidad sobre sus investigaciones.

El cuerpo humano tiene sus propios mecanismos de curación, esto es, de regulación. El cuerpo humano siempre va a intentar restaurar el equilibrio perdido. Según la medicina tradicional china, se dice que *"la energía que causa la enfermedad es la misma que la cura"*. Este principio siempre estuvo presente en todas las comunidades humanas y no es otra cosa que la fuerza natural de curación: *vis medicatrix naturae*. El principio físico que determina la regulación del cuerpo humano es el conocido como **homeostasis**, aspecto que podríamos definir como el proceso natural del organismo mediante el cual éste siempre realiza los procesos necesarios para recuperar el equilibrio perdido. Por un lado nos encontramos la homeostasis de la *temperatura* en la que si baja bruscamente la temperatura corporal, *temblaremos* para producir calor y si aumenta en demasía, comenzaremos a *sudar* para disipar el calor sobrante. Por otro lado nos encontramos con la homeostasis del *pH*[40], aspecto determinante para el equilibrio del *terreno* al que se refería *Béchamp*. El pH mide la acidez (pH < 7) o la alcalinidad (pH > 7) de una sustancia. En nuestro organismo nos encontramos con un pH determinado, por ejemplo, la sangre arterial suele

---

[40] Para profundizar sobre este tema puede servir de ayuda el libro titulado *La dieta del delfín* del Doctor Ángel Gracia.

fluir con un pH comprendido entre 7,36 y 7,44, valores que siempre han de permanecer constantes dentro de ese rango, o de lo contrario, el organismo morirá. *Otto Warbürg*, al que le dieron el premio *Nobel* de Medicina en 1931 y no sabemos muy bien por qué, ya que también ha sido ignorado después, determinó que *"todas las enfermedades son ácidas y donde hay oxígeno y alcalinidad no puede haber enfermedad ni cáncer"*.

Por otro lado, si tenemos en cuenta que todos los procesos que ocurren en la naturaleza, se encuentran íntimamente relacionados, podríamos definir entonces al *sistema inmunitario*, en vez de como tal, como *sistema de intercambio*[41]. El cuerpo humano, al no poder aislarse del mundo exterior, por mucho que uno lo intente, se encuentra transfiriendo información continuamente tanto del exterior al interior como viceversa. Nos encontramos interrelacionados con todo lo que nos rodea y si consideramos que *lo que es arriba es abajo*, nuestro organismo se verá afectado por los procesos naturales, por las estaciones, por la humedad, por los ciclos lunares, por la luminosidad y por la oscuridad.

"Sólo se pueden encontrar diferentes respuestas cuando son diferentes las preguntas. En nuestro mundo contemporáneo se buscan nuevas respuestas, pero se hace siempre la misma pregunta.

Un planteamiento para las enfermedades infecciosas. Aparece un agente externo con el que me tengo que relacionar. No tengo que defenderme, tengo que mandar emisarios, tengo que preparar diplomáticos... pero no tengo que matarle.

La respuesta es diferente porque la pregunta -o el planteamiento de la misma- es distinta".

Las bacterias y los virus constituyen casi el 80 % de la materia viva del planeta. Sería un suicidio pretender aniquilarlas a todas, primero porque es imposible y segundo porque de lograrse, se acabaría con la vida en este planeta ya que ésta depende de las bacterias y de los virus. El número de bacterias presentes en el cuerpo humano es diez veces superior al de las células que lo componen y el número de virus es aún mayor todavía al de bacterias. Para que quede claro esto, se estima que el número de virus presentes en la tierra es de cinco a veinticinco veces mayor que el de bacterias. Tan sólo en las aguas superficiales del mar hay un valor medio de 10.000 millones de virus diferentes por litro.

---

[41] Puede servir de ayuda la lectura del libro titulado *Sistemas de regulación energética* de José Luis Padilla.

Vivimos rodeados de virus y de bacterias. De hecho, la vida se originó gracias a ellas. Las células son de origen bacteriano y en nuestro ADN se encuentran multitud de virus formando cadenas de información necesarias para la vida. Estos microorganismos cumplen funciones fundamentales para mantener el equilibrio en la naturaleza y por supuesto, en nuestro organismo. Podemos seguir luchando contra ellos pero no lograremos nada, excepto agravar los problemas con los que nos encontramos en la actualidad, a saber, las resistencias bacterianas.

Veamos ahora qué aspectos debilitan el terreno[42], cuyo estado será determinante para mantener el equilibrio y por tanto, la salud:

1. Las **ciudades** como elementos sustantivos del Estado y su control, del capitalismo y su inmoralidad y de la vida del ser humano y su progresiva deshumanización. En ellas el hombre comienza a llevar una vida sedentaria y a ser dependiente del exterior. Pierde el sentido de la belleza y aumenta la insalubridad y por lo tanto, la enfermedad. Se incrementan de forma exponencial tanto la obesidad como los problemas respiratorios y cardiacos. El ser humano se aísla en sus viviendas – cárceles y pierde la noción de la realidad. Deja de ayudarse con sus iguales y se vuelve egoísta y avaricioso.

2. La **droga**, siendo ésta toda sustancia que *"introducida en el organismo por cualquier vía de administración, puede alterar de algún modo el sistema nervioso central del individuo que las consume"*. Una de las más devastadoras relacionada con el tema que nos ocupa será el *AZT*, medicamento usado en el tratamiento para el SIDA aunque inicialmente se creara para tratar el cáncer como tratamiento quimioterapéutico. Cabe destacar que la época que mayor impacto tuvo el SIDA en Madrid fue durante la *movida madrileña* en la que muchos jóvenes drogadictos fueron tratados con AZT y acabaron muertos, poco tiempo después. El propio alcalde de la ciudad estimuló el consumo de drogas haciendo suya la frase *"¡Rockeros: el que no esté colocado, que se coloque... y al loro!"*. Los Estados modernos se servirán de las drogas para lograr sus objetivos y serán ellos mismos los que la proporcionen y los que promuevan su consumo, situación que puede ser comprobada para los casos de la España de los años 80 con la *heroína*, en la China comunista con el *opio* o con los mapuches

---

[42] Para una mejor comprensión sobre este tema se recomienda la lectura de *La mafia médica* de Ghislaine Lanctot.

chilenos a través del *alcohol*, por citar sólo algunos ejemplos. Otras drogas cuyo poder de destrucción será determinante son la cocaína, la heroína y los *poppers*, usadas sobre todo por aquellos *homosexuales* que en los años ochenta del siglo anterior sirvieron para justificar el inicio de la mayor pandemia de la historia de la humanidad: el *SIDA*.

3. Los **medicamentos**. El uso abusivo de antibióticos, tanto para aliviar un dolor de muelas como para tratar la infección de las amígdalas, debido a esa visión reduccionista y competitiva de los fenómenos de la vida, nos puede llevar a librar una verdadera *guerra* contra una naturaleza, ya bastante desequilibrada, en la que tenemos todas las de perder[43]. España se encuentra a la cabeza en el uso de estos medicamentos, muchos de ellos consumidos ni siquiera con *receta*. Un organismo internacional advierte de que *"el problema de las resistencias es muy grave, cuesta mucho dinero, mata a muchas personas y amenaza los avances en el control de las enfermedades"*. El uso continuado de otros medicamentos con carga tóxica bastante importante, así como los tratamientos establecidos como oficiales a base de productos quimioterapéuticos están logrando que *"seamos una sociedad inmunodeprimida"*.

4. Las **vacunas**. En los primeros 18 meses de vida, un niño puede llegar a recibir hasta 24 inyecciones diferentes[44]. Lo que supone una carga de *tóxicos* bastante importante para un cuerpo tan pequeño y que aún no se encuentra *formado* del todo. ¿Pueden tener alguna relación las vacunaciones masivas llevadas a cabo, sobre todo a partir de 1983 con el objetivo de alcanzar *salud para todos en el año 2000*, con el aumento indiscriminado de problemas *asmáticos*, de *alergias*, de *eccemas* y sobre todo, de un *autismo*, que ha visto incrementada su influencia, por ejemplo, en un 600 % en EEUU en las últimas dos décadas[45]? El tema de este apartado daría para otro libro por lo que dejaremos ahí la reflexión.

5. La **contaminación**. Encontrándose ésta en todas partes: en el aire, en el agua que bebemos, en los alimentos, en las tierras de cultivo, en los

---

[43] Se recomienda la lectura del artículo *La guerra contra virus y bacterias: una lucha autodestructiva* de Máximo Sandín, profesor de la Universidad Autónoma de Madrid.
[44] Información obtenida del portal de salud de la Comunidad de Madrid en el siguiente enlace: http://www.madrid.org/cs/Satellite?cid=1162295632752&language=es&pagename=PortalSalud/Page/PTSA_pintarContenidoFinal&vest=1156329829913
[45]Extraído de un artículo publicado por los CDC y que era resumido en http://www.elmundo.es/elmundosalud/2009/12/21/psiquiatriainfantil/1261418149.htmlBuscar información sobre la lista de enfermedades cuya asociación con las vacunas está documentada.

móviles, en la televisión, en los medios de comunicación, en los libros de texto, en la historiografía oficial, en el cine, en la música *pop*, etcétera.

6. La **malnutrición**. Ésta puede darse tanto por exceso como por defecto, es decir, tanto por falta de alimentos como por exceso de éstos. Puede deberse además al alcoholismo. Por lo tanto, la desnutrición será un problema muy común tanto en el *primero* como en el *tercer mundo*.

7. Las **infecciones** repetidas, de cualquier clase, agudas o crónicas.

8. Los **diagnósticos** continuos realizados mediante pruebas, cada vez más sofisticadas, más mecánicas, más técnicas, con una mayor tecnología, por tanto más apartadas de lo humano, de la persona, de sus problemas, de sus sentimientos, de sus temores, de sus miedos. Pruebas rutinarias, pruebas trimestrales, pruebas anuales. Cualquier anomalía[46] será definitiva y definitoria para iniciar cualquier tratamiento, sin importar las consecuencias o su eficacia. Se realizarán operaciones, extirpaciones, amputaciones de todo tipo. Serán los propios médicos los que afirmarán que no se someterían a la mayoría de las operaciones o tratamientos que ellos aplican a sus pacientes. En la actualidad, *"no hay personas sanas, sino personas mal diagnosticadas"*. Los individuos con *cáncer* aumentarán por miles y ésta será la excusa perfecta para *pedir* más subvenciones, más dinero, más fondos para investigar una cura *oficial* que *jamás* llegará, no porque no la haya sino porque de nuevo, no le interesará a nadie, excepto a los propios afectados que naufragarán en el barco de los que no tienen voz, de los que no importan nada. Veamos cómo funciona la medicina "pública": una persona de unos 60 años acude al hospital para que le midan la tensión. Cientos de miles de voces rondarán su cabeza, voces que habrán salido de su televisor, de la radio, del periódico, de sus familiares, voces que hablarán sobre cómo los problemas del corazón afectarán a miles de personas y serán una de las principales causas de muerte en los países desarrollados. Por lo tanto, acudirá ya con miedo al hospital lo que de por sí, le acelerará el corazón. El mismo hospital le producirá aún más miedo: habrá muchos enfermos, médicos, enfermeras, máquinas, quirófanos. Por último, llegará a la consulta en donde le recibirá una encantadora enfermera que le dirá que se tranquilice. Por el contrario, su corazón latirá a cien por hora. Allí se le

---

[46] A cualquier cosa le llamarán cáncer: un bulto, una roncha, incluso un grano serán válidos para diagnosticar la *enfermedad*.

realizará la prueba, en este caso, la toma de su tensión. El aparato frío rodeará su brazo y en su cabeza comenzarán a rondar miles de pensamientos. Su corazón se volverá a acelerar. Más tarde le dirán que tiene la tensión alta y a partir de ese momento será un hipertenso más. Tendrá que medicarse de por vida y le serán prohibidos el tabaco, el alcohol y la sal, sus vicios de toda la vida. La jubilación comenzará a ser un martirio. Encima el país *"va mal"* y la situación económica ha oído en la televisión que *"va a empeorar"*. El miedo se apodera de él. El infarto rondará su cabeza el resto de su vida. Este será el proceso que seguirá la medicina para mantener su hegemonía, su negocio y el control sobre la población. Las pruebas de la alergia, las mamografías, las citologías, el *azúcar*, el colesterol y los triglicéridos serán los otros nuevos aliados de esa medicina que primero creará los problemas para después, *inventar* una solución que en la mayoría de los casos, agravará unos problemas que se podrían solucionar apenas sin coste. Para ello la salud tendría que ser auto gestionada por el pueblo y que esa misma salud, fuera aplicada de igual a igual, además de estar basada en el cariño y en el amor, en contraposición al miedo y a la ignorancia actuales.

9. Una existencia vivida por y para el **dinero**[47] como causa de destrucción de lo humano, en tanto en cuanto, generará envidias, odios, deseos, y será un mecanismo de envilecimiento, de destrucción de la convivencia, de la ayuda mutua, del trabajo desinteresado, de la cooperación, de la libertad como forma de vivir en comunidad, en un grupo humano, de asistencia, de afecto, de paz, de espiritualidad, sin miedos, sin rencores, provocados todos ellos por el vil metal. Las relaciones humanas se convertirán en la mayoría de los casos en transacciones y todo se hará por dinero.

10. Los factores que hacen cada vez mayor el *vacío existencial*[48]. La impotencia, la dejadez, la falta de voluntad de encontrar un sentido en la vida. La sumisión a un pronóstico fatal. La ausencia total de espiritualidad natural, la nulidad de grandes creencias, más allá de las dictadas por el sistema. Todo ello contribuirá a que nuestras células, al igual que ocurrirá con nuestra conciencia, se dejarán llevar por la inercia, dejarán de realizar todas sus funciones adecuadamente, arrastrando a todo el organismo hacia un abismo que se podrá llamar

---

[47] Quizá sea este uno de los aspectos que más nos enfermen. La desconfianza perpetua y la búsqueda inacabable de riqueza y de felicidad como forma de destruir las relaciones humanas.
[48] Se recomienda la lectura de *El hombre en busca de sentido* de Viktor E. Frankl

degenerativo, auto - inmune, cancerígeno, pero dará igual, ya que a ese organismo no le quedará nada por lo que luchar.

11. Un **estilo de vida** estresante, desordenado, fragmentado, anti - fisiológico, carente de amor y de apoyo afectivo, de comprensión, de cariño, de ayuda mutua, perezoso, sedentario.

12. La **salud** como estilo de vida, una salud enfermiza, una salud que se convertirá en obsesión. Los hombres modernos vivirán preocupados continuamente por su salud y el colesterol, los triglicéridos, la tensión, la tiroides, las hormonas y los kilos de más serán el tema principal de sus conversaciones. No notarán que la enfermedad no podrá ser eliminada de la vida a causa de que formará parte de ésta tanto como la salud. En cualquier caso, cuanto más se persiga esa salud, más enfermo se estará. Cada vez habrá más hospitales, más centros de salud, más clínicas privadas, más publicidad, más alimentos "medicinales", más recomendaciones, más revisiones, más miedo a la enfermedad y por lo tanto, más enfermedad y cada vez armas más agresivas para vencerla. La gente se "cuidará" y hará dietas y sobre todo, deporte, mucho deporte. Y es que dirán *"que el deporte es muy bueno para la salud"*.

13. El **miedo**. Un miedo enfermizo, continuo, inventado en su mayoría pero que de cualquier manera, será real y efectivo. Un miedo que nos dejará paralizados, que nos aislará de los demás, de nuestro entorno. ¿De dónde nacerá ese miedo? ¿Se puede heredar el miedo? Se han encontrado coincidencias exactas entre las fobias, los temores, los sueños y las pesadillas de seres humanos originarios de diferentes países pertenecientes al *primer mundo*. Y, ¿qué se puede encontrar, que sea común, universal y protocolario en todos esos países occidentalizados? Pues algo que es inherente a todos los seres humanos sin importar su condición. Hablamos del *nacimiento*[49] y de su hospitalización, de su medicalización, de sus procedimientos, del aumento vertiginoso de las cesáreas, de la *violencia* empleada inconscientemente, de la agresividad mostrada en un momento tan delicado, tan único, trascendental, que marcará el resto de nuestras vidas. Los nacimientos se encontrarán actualmente en manos del Estado, un Estado cuyos objetivos no serán otros que el control y la sumisión logrados gracias al miedo registrado por sus ciudadanos.

---

[49] Para profundizar en el tema del nacimiento, se recomienda la lectura del artículo escrito por Ibn Asad titulado *La metafísica del nacimiento* y del libro *El rapto de Higea* de Jesús García Blanca.

Será así como a través de unos nacimientos *normales, protocolarizados, estandarizados* los ciudadanos tendrán unas vidas *normales, protocolarizadas, estandarizadas* de la misma manera que acontecieron sus nacimientos. Si el miedo queda grabado a fuego desde el primer momento, por ejemplo, como consecuencia del miedo a la muerte por asfixia tras cortar el cordón umbilical demasiado pronto, desde la primera respiración, será muy sencillo para el Estado que el control y la sumisión se hagan efectivos en el futuro. Al nacimiento le seguirá la separación de la madre, cada vez a una edad más temprana[50]. El muy probable divorcio de los padres. La programación mental llevada a cabo a través del cine con películas como las de Walt Disney y su rata más famosa, la llamada *Mickey Mouse*, de la música *pop*[51] y de la televisión, que pasará a ser su educador más importante. Pero sobre todo, lo que dejará una huella imborrable serán la media de 15 años de *adoctrinamiento* en los sistemas educativos para que cuando sea lo suficientemente *mayor* y tenga la suficiente *preparación* (la cual nunca será suficiente en el mundo moderno) pueda acceder a un *mercado laboral* en el que será comprado (es esto lo que se hace en un mercado) por alguna gran corporación, en la que no sabrá lo que hace ni para qué lo hace, pero que en cualquier caso aceptará ser contratado por unos *mil* euros al mes que no le vendrán nada mal. Una vida preparada desde el día del nacimiento para ser *uno más*. Para vivir atemorizado, paralizado, teledirigido por un Estado y un poder al que con su voto, legitimará cada cuatro años. Inconsciente de su poder, limitado por unos patrones, unas verdades, unos dogmas y unos protocolos que no se podrá cuestionar jamás de ninguna de las maneras puesto que si lo hace será diferente a todos los demás y por ello, será atacado continuamente.

---

[50] El ser humano necesita de por lo menos dos años en los brazos de su madre para crecer de manera sana y adecuada. Los bebés actuales tendrán que dejar a sus madres a los pocos meses de nacer. Sus cuerpos inmaduros, débiles, frágiles se dejarán vencer y enfermarán y pasarán los días pachuchos solicitando a gritos el cariño y los brazos de sus madres. El Estado sabrá de esa necesidad por lo que no permitirá que las madres pasen ese primer año tan fundamental en el posterior desarrollo del niño, junto a éste y debido a su falsa liberación, las obligará a regresar a sus trabajos lo antes posible.

[51] Sexo, drogas y rock and roll como valores principales. Un *negro* que odia su color y se convierte en *blanco* será el rey del pop (¿*save the world, sabe the children*?). Una loca drogadicta, lesbiana y satánica será la reina, la *madonna*. Serán las estrellas del pop los nuevos iconos, los nuevos ídolos y sus caras servirán para pedir más donaciones de forma filantrópica para salvar a los pobres del mundo...

14. El **patriarcado**[52] como forma de dominación inconsciente. La represión de la sexualidad innata de los individuos, unido a las madres patriarcales, convertirán a los futuros adultos en meras marionetas del poder y del capitalismo. La lucha y las guerras seguirán produciéndose. Por otro lado, la agresividad será reprimida sistemáticamente, una agresividad provocada por la frustración ante esa sexualidad maternal desaparecida. La mujer, además, creerá encontrarse *liberada* pero esa falsa liberación vendrá de la mano del nuevo patriarca, esto es, del Estado, con toda su propaganda y su manipulación. Las contracciones patológicas producidas en los partos serán una señal bastante clara de todo este proceso.

15. La **inconsciencia** de nuestro poder como individuos y sobre todo, como colectivo.

16. Un alejamiento cada vez mayor de la **naturaleza,** una naturaleza que será progresivamente destruida para abastecer a unas ciudades que cada vez serán mayores y que por lo tanto, necesitarán consumir más energía, más alimentos y muchos más bienes y servicios que contaminarán y en última instancia, embrutecerán a unas masas educadas desde la escuela a aceptar que la ciudad es lo único deseable y que el mundo rural es algo feo, triste, analfabeto, enfermizo, paleto y repudiable. Será así como la gente se irá alejando progresivamente del medio rural y natural y será así también como la modernidad vomitará un apestoso ecologismo cuyo único objetivo será como siempre, destruir, en este caso el medio ambiente y al ser humano y por supuesto, ganar dinero, mucho dinero. Esos objetivos los logrará con la nueva agricultura, ahora ecológica, con los nuevos coches, ahora ecológicos y con las nuevas armas, ahora también biológicas.

Existirán más factores desencadenantes de desequilibrios (la radioactividad de los microondas o de las centrales nucleares), muchos más, en la actualidad se podrán encontrar por cientos. Pero nos quedaremos con estos por ser los más comunes y determinantes. Unos factores que nos deteriorarán y que en mayor o menos medida, mermarán nuestra capacidad de relacionarnos con el entorno.

En resumen, desde este punto de vista, no tendríamos tanto que destruir virus, bacterias, bacilos... como tratar de fortalecer el terreno, esto es, nuestro cuerpo físico y sobre todo, nuestra cuerpo mental y espiritual. Será necesario

---

[52] Ver Casilda Rodrigañez o Wilhelm Reich.

cultivar el espíritu mediante prácticas ascéticas como el ayuno, la relajación, la meditación o la reflexión para que de alguna manera nuestras vidas posean algún sentido o de lo contrario ¿cómo vamos a estar bien? Será imposible. El ser humano ha de aportarle algo a la humanidad, ha de dar todo lo que tenga. Por el contrario, no ha de quedarse con nada para él o como consecuencia, enfermará de la mente y del cuerpo e inevitablemente su existencia será una búsqueda absurda de una felicidad indeseable. El ser humano necesitará ser coherente entre lo que piensa y lo que hace aunque en muchas ocasiones se convierta en una tarea muy complicada, pero esa será la magia de la existencia, la complicación inherente a la vida. Ya lo dijo Simone Weil, *"el sufrimiento salva la existencia"*. La vida no puede ser algo sencillo en la que todo nos lo dan hecho y esto será en definitiva, el Estado del bienestar, algo indeseable por lo tanto si queremos vivir dignamente como seres humanos capaces y responsables de nuestros actos.

La enfermedad del SIDA

Nadie dudará de la existencia de una *caries* dental, de la *varicela*, de la *ictericia* o de un *hematoma* producido por un golpe más o menos desafortunado. Serán problemas de salud que nadie cuestionará porque quien más o quien menos ha tenido alguna caries, ha pasado la varicela, se ha dado un golpetazo o ha visto a alguien *amarillo* a causa de ese proceso patológico conocido como ictericia. Respecto al SIDA, por el contrario, existirá una gran cantidad de personas que, por alguna extraña razón, se cuestionarán la existencia de ese SIDA o al menos discreparán con la versión oficial sobre la epidemia.

¿Por qué tantos médicos, biólogos, científicos, periodistas, investigadores independientes, personas anónimas como nosotros estamos de acuerdo en lo más sustancial, que no es otra cosa que intentar comprender lo que es el SIDA, más allá de los dogmatismos oficiales? ¿Será casualidad que tantas personas se cuestionen al mismo tiempo el mismo problema?

A todos nosotros, desde la propaganda oficial y desde los sectores más radicales y por tanto, más reaccionarios y más *estatolátricos*, nos llamarán *negacionistas*, nos pondrán una etiqueta (algo que se les da muy bien), nos clasificarán, nos encorsetarán y nos dirán que *negando* el SIDA *hacemos mucho daño*. ¿Sería posible hacer más daño que todo el que han infligido a la humanidad los *Estados* modernos sin excepción a través de sus ejércitos y de sus mecanismos de destrucción? Creemos que no, es más, nuestra conciencia descansa muy tranquila. Si esta obra le duele a alguien, será por alguna razón que tendrá que averiguar él mismo. Nosotros no lo vamos a hacer ni mucho menos nos vamos a molestar por ello.

Para comenzar, no se está negando absolutamente nada. El SIDA es algo muy real, de lo contrario no habríamos llegado hasta aquí. Lo que se está tratando es de arrojar un poco de luz sobre un asunto que a estas alturas se nos muestra con demasiada oscuridad. Por otro lado, ¿qué daño es ese que hacemos? Tan solo intentamos comprender lo que es la verdad. Si un lector o lectora se siente dolido o dolida con nuestras palabras, será problema suyo, no nuestro. Nuestra responsabilidad es escribir y la del lector, leer y entender nuestro mensaje. El dolor es una sensación experimentada por cada uno y será intransferible siempre y cuando uno asuma ese dolor y no se convierta en *víctima*, cosa poco deseable, por cierto.

Un poco de historia

Un virus hospedado en un mono africano viaja, no se sabe muy bien cómo, a *Los Ángeles* en EEUU, en donde tampoco se sabe muy bien cómo, termina en los bares de *ambiente* de la ciudad contagiando a una serie de *homosexuales* que comienzan a enfermar mostrando síntomas muy parecidos entre sí.

Hasta aquí una **versión oficial** que varía dependiendo de unas fuentes consultadas a otras. En algunas el mono fue cazado y después ingerido por unos cazadores *furtivos* y de ahí, cruzando el *charco*, llegó a las Américas. Mientras que en otras, el virus llegó a través de un homosexual que volvía a EEUU procedente de África. Así aparecerán sucesivas historias diferentes con un único denominador común y es que todas ellas estarán envueltas por una imaginación de la que ni los mismísimos guionistas de *Hollywood* podrían presumir.

Corría el año 1981 y el CDC (Centro para el Control de las Enfermedades) norteamericano necesitaba seguir recibiendo fondos, esto es, dinero. Había cometido varios errores bastante importantes y se corría el rumor de que iban a retirarle gran parte de su financiación. Uno de esos errores, fue el de intentar *colar* el origen viral del cáncer.

Ese mismo año, aparecieron cinco homosexuales, venidos de aquellos bares de ambiente, con problemas graves de salud como neumonías avanzadas, sarcomas de *Kaposi* y otros síntomas de agotamiento que mostraban claros signos de inmunodeficiencia. En cualquier caso todos tenían signos bastante parecidos entre sí. Estas cinco personas no se habían visto nunca entre ellos, por lo que desde un primer momento se debería haber descartado un posible contagio por vía sexual. No fue ese el caso porque eso no le importaba a los CDC. Fuera como fuese, alguien había dado ya el pistoletazo de salida.

Así fue como nació el GRID o lo que es lo mismo, *inmunodeficiencia asociada a la homosexualidad*, debido a que en los momentos iniciales se pensó que tan sólo afectaba a los *gays* u homosexuales, sobre todo a los que *recibían* en sus encuentros sexuales.

Al año siguiente la enfermedad paso a llamarse SIDA debido al afán de unos *investigadores muy preocupados por la exactitud del nombre de la enfermedad* y sobre todo del dinero que iba a comenzar a llegar a partir de ese momento. La *pandemia* había comenzado. Mientras tanto, muchos otros homosexuales

45

continuaban usando *poppers*, antibióticos, alcohol y otras drogas para proseguir con su diversión. A partir de aquel año ya no volverían a ser *yonkis* para la sociedad. Desde aquel momento comenzarían a ser llamados *seropositivos* o simplemente, *sidosos*.

Fue así como comenzaron las investigaciones. Se dejó a un lado la *guerra contra el cáncer* y se comenzó la *guerra contra el sida*. Pero sobre todo, lo más importante era la existencia de un nuevo enemigo al que atacar y aunque todavía no se había identificado, eso no le importaba demasiado a los CDC, ni a las farmacéuticas, ni mucho menos a los Estados que comenzaron a vomitar su propaganda por todo el planeta.

Aquel acontecimiento, el descubrimiento del enemigo, ocurriría dos años más tarde, en Francia, en donde un grupo de científicos dijeron haber aislado el virus causante del SIDA. Qué mejor que un virus para convertirse en enemigo número uno. Los virus daban más miedo que las bacterias ya que tenían muy mala fama y muy mala publicidad, es por eso que les daban muy mala espina a la gente. *"Y aunque no comprendemos exactamente lo que hacen, no importa, sabemos que infectan las células y eso basta para seguir adelante"*. Así fue como nació el SIDA: desde las sabanas africanas rumbo a las costas y los bares de ambiente de EEUU con destino a Europa, para ser más concretos, a Francia, el país de la revoluciones y la torre Eiffel.

El enemigo descubierto contra todo pronóstico en 1983, *"se trataba de un nuevo virus que pertenecía a la familia de los **retrovirus** que hasta entonces solo constaba de una sub-familia de virus que se caracterizaban por tener la capacidad de provocar tumores en el ser humano, los **oncovirus**[53]. Este no era el caso del VIH cuya característica principal es la de **librar una batalla** con el sistema inmunitario del enfermo extremadamente lenta (de hasta más de 10 años de evolución). Nacía así la sub-familia de los **lentivirus**[54] compuesta hoy por el VIH-1 y el VIH-2"*.

No sólo se descubrió un virus nuevo sino que de ese descubrimiento, nacería una nueva subfamilia de virus, los increíbles *lentivirus*. Unos virus con la capacidad de aguardar una media de diez años en el organismo de una

---

[53] Especialmente abundante y relevante es la actividad de las secuencias de origen retroviral en el proceso de desarrollo embrionario, es decir, en la formación de nuestros tejidos y órganos. Si los tumores sólidos son un desencadenamiento de un proceso embrionario producido por algún tipo de agresión ambiental, la asociación de virus con el cáncer no sería de causa, sino de consecuencia. Los tumores emiten partículas virales (Máximo Sandin).

[54] Los únicos *lentivirus* que existen son el VIH-1 y el VIH-2.

persona, esperando con paciencia el momento oportuno para realizar su ataque previsto. Una vez que éste se produce, el virus comienza a multiplicarse, devastando el sistema inmunitario del huésped, de la persona *seropositiva*, dejándolo en poco tiempo muy enfermo, a expensas de contagiarse de cualquier infección **oportunista**. Tan enfermo que muy pronto comenzará la muerte a pulular sobre su almohada, saboreando cada instante, cada segundo de una cuenta atrás que acelerarán los tratamientos prescritos por esos médicos en los que confió su salud y sobre todo, su vida.

Tampoco se conformaron con descubrir un sólo virus, sino que descubrieron dos. Por un lado, apareció el VIH-1, que predominaría en el primer mundo y por el otro, apareció el VIH-2, que predominaría en el continente africano. Esto es lo que se puede encontrar en algunas fuentes oficiales. En otras, por el contrario, es posible encontrar informaciones en las que sólo mencionan un único virus y otras en las que se nombrarán a los dos, pero del primero dirán que podrán aparecer nueve **clades** (o familias) diferentes debido a las posibles *mutaciones*[55] del virus dentro de las células. Lo más inquietante es que siempre se hablará del VIH en términos generales, de un único virus responsable y causante de una enfermedad, el SIDA, que no tendrá cura conocida aunque de cualquier manera, será necesario tomar la medicación, por supuesto.

De cualquier manera, se trataba de un virus **letal**, el cual acababa con todas las células que encontraba en su camino, unas veces de forma instantánea y otras de forma muy, muy lenta, incluso en algunas ocasiones cambiaba de actitud y en vez de destruir, ayudaba en la multiplicación de las células, y provocaba algún tipo de cáncer. Es más, *casi nunca* producía síntomas o si lo hacía, éstos podían aparecer a los ocho o a los diez años de contraer la infección. Incluso hay personas que pasan toda su vida con el virus y ni se enteran.

Por lo tanto, el SIDA parece ser una enfermedad *diferente* a todas las demás, no sólo porque no provoque síntomas, sino porque va más allá, y rompe incluso con el monomorfismo de Pasteur, pilar de la medicina moderna y científica, ya que provoca varias *enfermedades*, todas con sus propios síntomas. Un prodigio, la verdad.

También en sus inicios, se afirmaba que la *pandemia* iniciada en aquellos bares de ambiente frecuentados por homosexuales promiscuos, sería de

---

[55] ¿Cómo es esa mutación en la que lo hacen todos los virus a la vez? ¿Cómo se comunican entre ellos, siendo los virus inertes? ¿Por qué decide mutar el virus?

dimensiones nunca vistas por el hombre. En los años 90 apareció un libro titulado de manera muy acertada *"Decodificando el SIDA"* en el que su autor, como conclusión final del libro y como colofón a su tesis universitaria afirmaba que si el virus era tan letal como se decía por aquel entonces, y se sigue diciendo, se vería reducida la población mundial de forma devastadora y dramática durante los próximos 25 años. Podemos comprobar, por el contrario, que ésta no ha hecho más que aumentar, tanto que se ha incrementado en 1000 millones de habitantes en tan sólo diez años, desde el año 2000 al año 2010.

Definiciones de SIDA

El *SIDA* es una *enfermedad*[56] que afecta a las personas que han sido infectadas por el virus de la inmunodeficiencia humana o VIH. Se dice que alguien padece de SIDA cuando su organismo, debido a la inmunodeficiencia provocada por el VIH, no es capaz de ofrecer una respuesta inmune adecuada contra las infecciones, a las que para el caso del sida, se les llamará *oportunistas*.

Cabe destacar la diferencia entre estar infectado por el VIH y padecer de sida. Una persona infectada por el VIH será *seropositiva* y pasará a desarrollar un cuadro de sida cuando su nivel de linfocitos T CD4, un tipo de células que serán atacadas por el virus, descienda por debajo de 200 células por mililitro de sangre. Será con esta definición como a través de la versión oficial del SIDA se creará una nueva enfermedad, hasta ese momento inexistente, una que condenará a una muerte lenta y segura a cualquier paciente que pertenezca a uno de los *grupos de riesgo* y cuyo número de linfocitos T CD4 sea inferior a 200 células por milímetro de sangre.

Por otro lado, el VIH se transmitirá a través de los siguientes fluidos corporales: la *sangre*, el *semen*, las *secreciones vaginales* y por último, la *leche materna*.

Ahora bien, si entendemos la enfermedad como una *"alteración más o menos grave de la salud"* en la que el paciente declara una serie de manifestaciones

---

[56] Según la versión oficial es una enfermedad zoonótica debido a que puede existir una relación en su aparición animal – hombre.

48

subjetivas sobre lo que le ocurre, sobre sus síntomas, no quedará muy claro porque le llamarán enfermedad al SIDA cuando:

1. No existen síntomas específicos del VIH.
2. No hay una sintomatología asociada a la infección, se dice que esta infección es *asintomática*.
3. Muchas personas infectadas no presentan síntomas, especialmente en los primeros años y en general durante largo tiempo.
4. El virus va debilitando el sistema *inmunológico* lentamente y sería tras una media de 8-10 años sin tratamiento (la enfermedad habría *evolucionado* y el sistema inmunológico estaría muy deteriorado) cuando aparecerían los siguientes síntomas: pérdida de peso, fiebre o sudoración nocturna, diarrea crónica y fatiga persistente, entre otros.

Como pudimos comprobar en el apartado referido a la *inmunología*, el sistema inmunitario no es algo que se pueda medir en términos *cuantitativos* como tanto le gustaría a la ciencia moderna. No se puede *contar* el sistema inmunitario. En cambio, si se puede *observar* en términos *cualitativos* referidos a higiene, estilo de vida, alimentación, estrés. Por lo tanto, ¿cómo se debilita el sistema inmunológico lentamente? Pues a través de los mecanismos de destrucción del *terreno*, esto es, con el abuso continuado de drogas legales e *ilegales*, por un consumo excesivo de medicamentos tóxicos, debido a una falta de higiene adecuada, por un estilo de vida anti – fisiológico, como consecuencia de un exceso de estrés. Es más, los síntomas enumerados en el punto 4 de la lista anterior recuerdan perfectamente a los síntomas que suele presentar un drogadicto o un *yonki* en periodo de abstinencia o *con el mono*. ¿Será algún tipo de casualidad?

Una enfermedad suele tener asociados un espectro de síntomas determinados por la edad, la constitución y el peso de la persona, aparte de otros muchos factores. Si analizamos un *constipado* provocado por un exceso de frío podríamos encontrar fiebre ligera, escalofríos, dolor de cabeza, obstrucción nasal y picor en la garganta. Según la definición anterior, para el SIDA no existirían síntomas. ¿Se puede hablar por lo tanto de enfermedad?

Una enfermedad cuya definición será diferente en cada país y sobre todo, en cada continente. Una enfermedad que curiosamente se ha *cebado* con las zonas más devastadas de África, en donde para su desdicha existe un virus diferente al del *primer mundo*. Una enfermedad que como ahora veremos, se define de forma diferente para los países industrializados -y que pueden pagar los costosos tratamientos- que para los países más pobres, sobre todo los países africanos en donde obviamente, no se pueden costear esos tratamientos tan caros que sí reportan jugosos beneficios en los países *desarrollados*. Una enfermedad que comenzó siendo una *pandemia* letal y así sigue siendo en las zonas más pobres del mundo pero que en los países industrializados, de forma casual, ha *mutado* y se ha convertido en una *"infección crónica fácilmente controlable"*. Una enfermedad que *"propiamente hablando, es incurable hoy día"* aunque los científicos mantienen la **esperanza** de poder encontrar una *vacuna* pronto, porque de momento es muy, pero que muy difícil, pero ya sabemos que *"en medicina, a veces parece que estás muy lejos de lo que estás buscando y de repente, de un momento a otro, das con ello"*.

En los treinta años desde que apareció la enfermedad ésta ha cambiado en varias ocasiones su forma y su contenido. En otras palabras, ha sido definida en otros términos en determinados momentos por los CDC, creadores *de facto* de todo este tinglado al que tenemos por protagonista. Por lo tanto, existirá un primer SIDA en el año 1982, otro en el año 1986, otro en el año 1987 y por último, otro en el año 1993 en los que se han ido añadiendo determinadas enfermedades a una lista de problemas de salud provocados por ese colapso en el sistema inmunitario provocado por el VIH. En la actualidad esta lista está formada por 26 enfermedades diferentes[57], entre las cuales podemos encontrar:

1. Candidiasis traqueal, bronquial o pulmonar
2. Candidiasis esofágica
3. Coccidioidomicosis generalizada
4. Criptococosis extra pulmonar
5. Criptosporidiasis con diarrea de más de 1 mes
6. Infección por citomegalovirus de un órgano diferente al hígado, bazo o ganglios linfáticos

Como podemos comprobar existe una larga lista de enfermedades englobadas dentro de lo que sería el SIDA. Enfermedades que serán provocadas con el paso del tiempo por el destrozo causado por el VIH. Enfermedades que de un modo u otro han existido siempre o han ido apareciendo en el último siglo. De cualquier manera, cada una de ellas presentará sus propios síntomas ya que cada una de ellas será diferente. Lo que contradice de una manera bastante clara el *monomorfismo* aceptado en la actualidad, en la que cada

---

[57]La lista completa se puede obtener en el recurso http://www.ctv.es/USERS/fpardo/vihclas.htm

microorganismo patógeno provoca una única enfermedad. Respecto al SIDA, el VIH provocará diferentes enfermedades, sobre todo a partir de los diez años aproximadamente de haber infectado a su enemigo.

Alguien se estará preguntando por lo que ocurre realmente en África. ¿De qué muere allí tanta gente si no es por el SIDA? Realmente, siempre que se hable del SIDA aparecerá el continente africano de una manera o de otra. Ya dijimos antes que la enfermedad no se puede comprender sin tener en cuenta la realidad del continente africano. Veamos por lo tanto, qué demonios está ocurriendo allí.

La definición explicada anteriormente sería sólo válida para el *primer mundo* pero no para África. En EEUU o en Europa hay dinero para pagar las pruebas y sobre todo los tratamientos, en África no, por lo que, ¿qué negocio iban a hacer allí las empresas farmacéuticas? Ninguno, a no ser que allí el SIDA sea diferente. Y así es, la definición de SIDA dada por los CDC cambia radicalmente para el continente africano. Mientras que en el primer mundo se realiza el *paripé* de las pruebas, allí no. Mientras que aquí se envenena a los *seropositivos* con medicamentos altamente tóxicos[58], allí no. En África no serán necesarios ninguno de los artilugios usados aquí. En muchas zonas del continente africano morirán directamente como consecuencia de la pobreza y de la miseria que sufrirán a causa del saqueo imperial y será de esa manera como esos muertos *engordarán* las estadísticas de forma que siempre que se hable de SIDA, aparecerá el continente africano como el lugar del planeta con más infectados por el virus de la inmunodeficiencia humana, veamos por qué.

La definición del SIDA para África divide los síntomas característicos en dos categorías: los *criterios mayores* y los *criterios menores,* los cuales se definen de la siguiente manera:

Criterios mayores:

a) Pérdida de al menos el 10% del peso corporal
b) Diarrea crónica de más de un mes de evolución
c) Fiebre intermitente o constante de más de un mes de evolución
d) Astenia y debilidad corporal

---

[58] África servirá en cualquier caso como campo de experimentación para vacunas o medicamentos. También servirá simplemente como basurero de las empresas farmacéuticas.

Criterios menores:

a) Tos persistente de más de un mes de evolución
b) Dermatitis extensa y pruriginosa
c) Herpes zoster recurrente durante los últimos 5 años
d) Candidiasis orofaríngea
e) Herpes simple crónico diseminado
f) Linfoadenopatía generalizada

Además, la presencia de *sarcoma de Kaposi* o de *meningitis* por criptococo serán suficientes por sí solos para aceptar un diagnóstico válido de SIDA. Aunque en definitiva, se deberán cumplir al menos **dos criterios mayores** y **uno menor** en ausencia de cualquier otra causa de inmunosupresión para formar parte de las estadísticas del SIDA. Así será como en África se producirán la inmensa mayoría de las *muertes* en todo el mundo causadas por el SIDA. Así de sencillo. Así de simple. Así de rentable. La miseria y la destrucción ahora se llamarán SIDA.

En resumen, el SIDA en el primer mundo se convierte en una enfermedad *crónica* tratada con unos medicamentos muy caros y por otro lado, en una *pandemia mortal* en el tercero, necesaria en cualquier caso para seguir investigando una cura que nunca llegará. Este será el negocio perfecto de las empresas farmacéuticas y de los gobiernos, y por ende, de las universidades, de las revistas científicas y de los centros de investigación ya que en cualquier caso el dinero seguirá llegando por miles de millones como consecuencia de que seguirá siendo necesario proseguir investigando para, por un lado, lograr una *"cura"* para el tercer mundo y por otro, una vacuna, que tampoco llegará, y unos medicamentos más *efectivos* y cada vez más caros, para el primero.

Pruebas

Existen diferentes pruebas para realizar un diagnóstico sobre un posible contagio por VIH que no para determinar si se tiene el SIDA, ya que ésta, como vimos, puede aparecer o no, con el paso de los años. Por el contrario, ninguna de las pruebas analizadas por nuestra parte, parece ser fiable al ciento por ciento. En todas las pruebas realizadas actualmente se hará un segundo análisis con otro tipo de prueba que tampoco será fiable. Por lo tanto, no nos queda muy claro cómo se determinará realmente si una persona es *seropositiva* y por lo tanto, se encuentra infectada por el virus de la inmunodeficiencia humana.

Supongamos que una persona practica una situación de riesgo, por ejemplo, un homosexual, en una noche *loca,* se acuesta con otro y mantienen relaciones sexuales sin preservativo. El riesgo de contagio sería elevado. Aunque por mucho miedo que tuviera esa persona, no podría saber si está infectado o no inmediatamente. Habría de esperarse. ¿Cuánto? Pues más o menos el tiempo suficiente como para consumirse por los nervios. En cualquier caso, a ese tiempo de espera se le es conocido en el neo lenguaje moderno del SIDA como *"periodo ventana".* Este tiempo podría ser definido como el espacio de tiempo que tarda el organismo de una persona en producir anticuerpos específicos para el VIH. Normalmente, este periodo, es de unos tres meses. Lo cierto es que en este asunto tampoco existirá unanimidad ya que en cada país será diferente y cada laboratorio, cada médico, cada científico hablará de un tiempo distinto al que todos denominarán de la misma manera, eso sí. Por lo tanto, sería después de ese periodo cuando las pruebas darían validez a unos resultados que como veremos, tendrán poca validez ya de por sí.

En esta cosa que algunos llaman España se sigue un determinado criterio marcado por las directrices impuestas por el Ministerio de Sanidad que constará de tres pruebas diferentes. En primer lugar podemos encontrar las llamadas **pruebas rápidas***,* las cuales pueden ser realizadas antes de los tres meses y por lo tanto, fuera del periodo ventana, mediante la extracción de tan sólo una gotita de sangre o si se desea, también puede llevarse a cabo mediante la saliva o a través de la orina. Siempre respetando el gusto del consumidor o del atemorizado consumidor, en este caso. El resultado de dicha prueba **no será concluyente**. Por lo tanto, cualquier resultado *positivo* se deberá confirmar con otra analítica más específica. Según las autoridades sanitarias consultadas, en este caso, la Cruz Roja, estas pruebas *serán muy útiles en situaciones que requieren un resultado inmediato.* Y, ¿cuáles serán esas situaciones? ¿No serían todas? Es de suponer que a nadie le gustaría vivir en un estado de miedo permanente, sintiendo a la muerte acercarse lentamente a cada minuto que pasa. Por lo que el único resultado requerido y en este caso, deseable, sería el negativo ya que el positivo no servirá para nada, excepto para que la persona en cuestión agonice aún más lentamente. Por lo tanto, ¿para qué demonios sirve dicha prueba? Pues lo lógico sería suponer que para dejar en paz a los que no entran dentro de los grupos de riesgo ya que no nos gustaría tener que pensar que su única finalidad sea la de que los laboratorios fabricantes obtengan pingues beneficios. Por último, resulta curioso comprobar que la prueba se realice mediante la saliva o la orina cuando según la oficialidad, el VIH no se encuentra, o lo hace en muy poca cantidad, en esas excreciones corporales.

En segundo lugar, nos encontramos con una prueba llamada **reacción en cadena de la polimerasa**[59], también conocida como *PCR*. Esta técnica se utiliza para medir la carga viral presente en una persona o dicho de otra manera, la cantidad del virus VIH en la sangre. Se mide como el número de copias de virus por milímetro de sangre. Una **carga viral alta** se considera con más de 100.000 copias/ml, mientras que un valor de menos de 10.000 se considera bajo. Esta prueba se puede realizar a partir de la segunda semana de la exposición a la *situación de riesgo*. El resultado, aunque tendrá una *alta fiabilidad,* no será concluyente y se deberá realizar otra prueba para confirmar el resultado, a partir de las doce semanas, para así poder considerar el resultado negativo de forma segura y definitiva. Para la circunstancia de que el resultado obtenido fuera positivo no se indica nada. En cualquier caso, nos recuerdan que *se han descrito falsos resultados, tanto negativos como positivos.* Por otro lado, su creador afirma que la prueba PCR no sirve para detectar el "VIH" ni para medir carga viral alguna. De cualquier modo, se seguirá utilizando aunque su uso quedará restringido a hospitales y a casos muy concretos, no especificados de cualquier manera. También podrá ser realizada en centros privados previo pago de una módica cantidad.

Por último, nos encontramos el **test Elisa** de 4ª generación o prueba combinada. Esta prueba puede ser realizada a partir de la tercera semana de la posible infección y es que esta prueba, permite en muchos casos la **detección precoz** del VIH. Sin embargo, si el resultado fuese positivo habría que realizar una segunda prueba que confirmase ese resultado, una prueba más específica denominada Western Blot, con la cual se descarta un falso positivo ya que los resultados de la primera **no** serán del todo fiables. Por el contrario, si el resultado fuese negativo sí que tendrá suficiente fiabilidad y por lo tanto, le daría validez a ese resultado. En cualquier caso, se recomienda que la prueba se realice transcurridas las doce semanas del periodo ventana. Esto podría explicarse en base a que según la Versión Oficial, el periodo necesario para

---

[59] La **reacción en cadena de la polimerasa**, conocida como **PCR** por sus siglas en inglés *(PolymeraseChain Reaction)*, es una técnica de biología molecular desarrollada en 1986 por Kary Mullis, cuyo objetivo es obtener un gran número de copias de un fragmento de ADN particular, partiendo de un mínimo; en teoría basta partir de una única copia de ese fragmento original, o molde.

generar anticuerpos es de, aproximadamente unos tres meses, por el contrario, en esta prueba se pueden comenzar a buscar a partir de los veintiún días.

En resumen, ninguna de las tres pruebas explicadas anteriormente marcará un resultado concluyente. En cualquiera de los tres casos, será necesaria una última prueba. ¿Cuál es esa prueba definitiva? Todas parecen llevarnos a la prueba final, la denominada Western Blot. Pero veamos qué se puede decir sobre ella. El **Western blot** o **inmunoblot**, es una técnica analítica usada para detectar proteínas específicas en una muestra determinada, por ejemplo, una mezcla compleja de proteínas, como un extracto tisular. El test detecta, por medio de un cambio de color, una reacción, la cual tendría lugar entre unas proteínas presentes en el test, *supuestamente* pertenecientes al VIH y algunos anticuerpos de los miles de millones presentes en nuestra sangre. Si reaccionan *algunos* de esos anticuerpos con las "proteínas del VIH" se establecerá que la persona se encuentra "infectada por el VIH". Estas reacciones serán mostradas en unas *bandas* presentes en la prueba. Dependiendo de las bandas activadas se dará un resultado positivo o uno negativo. Será aquí cuando comiencen a surgir los problemas. Unos problemas relacionados con los resultados que dependerán en última instancia del país, del continente, de la preferencia sexual del individuo e incluso, de su código postal. No existirá una homogeneidad clara respecto a la prueba. En cambio, la prueba será presentada como la más *fiable* de todas en la mayoría de los países (del mundo "desarrollado") y sin embargo, en el Reino Unido estará prohibida. En cualquier caso, el fabricante de estas pruebas, los laboratorios *biorad*, señalan que "*el resultado positivo del test no prueba que alguien esté en un estado de enfermedad de SIDA o de pre-SIDA ni que tenga que adquirirla*".

Tras ponernos en contacto con las autoridades pertinentes, en este caso, con el "Servicio Multicanal de información y prevención del VIH" de la Cruz Roja, en el teléfono 900 111 000 y preguntar sobre esa falta de homogeneidad y de unidad de criterios entre países como por ejemplo, España y Reino Unido, y ante algo que debería ser igual en cualquier lugar, a saber, el virus de la inmunodeficiencia humana, recibimos una respuesta que nos informa de que aquí, en España, se siguen directrices del Ministerio de Sanidad y que si en otros países, el criterio usado es otro, no es de nuestra incumbencia. Según la amable chica que nos atendió, al igual que en otros países existe la pena de muerte y aquí no, en otros países usan otras pruebas y otros métodos que aquí no se usan. Como podemos observar, no existirá un criterio unificado ante algo que se supone es una misma realidad. Además, ninguna prueba dará un resultado concluyente, ninguna será fiable.

Por otro lado las clínicas privadas ganarán mucho dinero con estas mismas pruebas. Por ejemplo, una clínica situada en el centro de Madrid, cobrará 65 euros por la prueba de anticuerpos en tan sólo un minuto; 95 o 130 euros, dependiendo de si el resultado es deseado en 24 horas o en 15 minutos, por la prueba de anticuerpos con antígeno p24; y 185 euros por la prueba de reacción en cadena de la polimerasa o PCR. El miedo siempre será muy rentable para los que se quieren aprovechar de los demás.

¿Le aportaría a cualquier persona todo lo anterior alguna credibilidad sobre esta enfermedad? Imaginamos que no demasiada. Por el contrario, parecería crear desconcierto, confusión, soledad y sobre todo, temor, pánico, miedo, mucho **miedo**.

Una *situación de riesgo* y todo se convertirá en un caos. El *miedo* se apoderará de su cuerpo, comenzarán los picores, los sudores, el dolor en la garganta (los cojones o lo ovarios se le *pondrán de corbata)*, los vómitos, las diarreas. Comenzará a pensar en un futuro el cual se le aparece muy gris. ¿Qué ha hecho él para recibir ese castigo divino, esa enfermedad mortal? Un virus ha invadido su cuerpo pero no es el VIH, es el miedo, el temor, el pánico de un mundo absurdo, el moderno, cuya inercia le parece encaminar de un modo u otro a su propia auto destrucción.

En definitiva, una persona cualquiera será diagnosticada de estar infectada por el VIH si presenta uno o más de los veintiséis **estados físicos oficiales** citados anteriormente que definen el SIDA según los CDC, si pertenece a un **grupo de riesgo**, es decir, si es prostituta, homosexual o drogadicto (aunque esto no significará que una persona que no pertenezca a esos grupos no pueda ser diagnosticada, pero sí tendrá menos probabilidades), si ha estado expuesto recientemente a una **situación de riesgo** y si también resulta **positivo a un estudio de anticuerpos** relacionados con el VIH, estudios que nunca serán concluyente, pero eso les parecerá dar igual a las autoridades mientras que se cumplan las siguientes ecuaciones:

1. Neumonía + Prueba positiva = SIDA

2. Neumonía + Prueba negativa = Neumonía

En resumen, nos encontramos con un virus que de existir (en realidad son dos, recordemos, el VIH-1 en el mundo "desarrollado" y el VIH-2 en el continente africano), no produce ningún daño en un periodo de unos diez años o más, pero que de alguna manera será buscado con unas pruebas que hasta los mismos fabricantes reconocerán no encontrar. Unas pruebas que darán falsos positivos y que dependerán, en última instancia, del estado de salud del paciente. Por lo que, parece ser que en última instancia será la condición social la que determinará el destino de esa persona.

Etapas del SIDA

El proceso infeccioso se divide en tres etapas. La *primera* etapa se corresponde con la infección aguda. Ésta durará entre 2 y 3 meses (dependiendo de la fuente pude durar también 4 y 6 meses) y se corresponderá con el citado anteriormente, *periodo ventana*. El virus de la inmunodeficiencia humana o VIH consigue penetrar en el organismo a través de la realización de una práctica de riesgo y el cuerpo, al reaccionar, genera determinados anticuerpos. En la *inmensa mayoría* de los casos esta primera etapa pasa *inadvertida*. Según un centro oficial de la comunidad de Madrid, el *VIH no produce mucosidad nasal, sólo los virus tipo catarro.*

La *segunda* etapa se corresponde con la infección *asintomática*. Comenzaría después de la *seroconversión*. Esta segunda etapa puede alargarse en el tiempo un periodo de más de *diez* años. Según el mismo centro *es imposible saber si alguien tiene el virus del VIH a primera vista, porque en esta fase el paciente está completamente sano, de aspecto y de salud.*

La *tercera* y última etapa se correspondería con la fase que se denomina SIDA. Según la versión oficial *solo se ve si la persona no recibe tratamiento* por lo que parece ser que lo más importante es que se pague. En ésta última pueden aparecer enfermedades como el *Síndrome de Desgaste* y una serie de *infecciones* **oportunistas**. Esto podría deberse a que la persona se encuentra *inmunocomprometida* a causa del VIH. También pueden aparecer **tumores** como el sarcoma de *Kaposi*.

De forma resumida, esta será la versión oficial sobre cómo se desarrollará la enfermedad.

Repercusiones sociales

Al tratarse de una enfermedad contagiosa, desde la óptica de la medicina oficial, aquella podrá transmitirse por varias vías que tendrán como denominador común, el miedo. La primera y más importante desde el punto de vista comercial será el sexo y las relaciones amorosas, que desde los inicios del SIDA serán las marcas *durex* y *control* quienes decidan dónde, cómo y cuándo se harán. La segunda forma de contagio será a través de la sangre, por lo que gracias al SIDA se verá aumentada de forma exponencial la asepsia en los hospitales y centros de salud. La idea del *contagio* estará presente en cada análisis, en cada transfusión, en cada pinchazo. Las empresas dedicadas a aquellos servicios de control sanitario también verán incrementados sus ingresos de forma sustancial. Y la última y más dolorosa forma de contagio desde el punto de vista psicológico, será la de los nacimientos. La madre "seropositiva" *contagiará* a su bebé por lo que éste nacerá, de forma axiomática, enfermo desde el primer instante. Lo que supondrá que deberá ser medicado desde ese momento, algo que al niño no le resultará nada extraño ya que su madre habrá sido medicada también durante los nueve meses de embarazo, de forma importante además, por lo que a través de la placenta, habrá recibido ya bastantes *cócteles* de medicinas, naciendo de esa manera, intoxicado considerablemente.

En resumen, los daños a nivel psicológico y social serán muy grandes. La persona etiquetada de SIDA vivirá como un *apestado*, un marginado social, un incomprendido. Cada minuto de su vida avanzará de forma muy lenta, despacio, como si intentase engañar a una muerte que sabe que ya le espera con los brazos abiertos.

Veamos cuáles serán esas repercusiones sociales asociadas a esta enfermedad *incurable*, en la que serán necesarios una serie de fármacos que ayudarán al paciente a tener una buena *calidad de vida*, a saber:

a) No podrá tener relaciones sexuales sin *condón*. Si lo hace sin preservativo podrá *reinfectarse* (admitimos creer que es imposible llegar a decir más estupideces) o infectar a *todos* los demás.

b) No podrá tener hijos.

c) No podrá besar en la boca a nadie, repetimos, a nadie.

d) No podrá donar sangre y deberá tener cuidado porque si alguien toca su sangre se podrá infectar.

e) Se recomienda no usar los mismos cubiertos que los demás.

Aunque el colmo de la infamia, la subnormalidad, el despropósito, la desvergüenza, la sinrazón, la tontería, el infantilismo, la cara dura y la gilipollez más obtusa lo encontramos en la *info* (así se hablará en la modernidad) proporcionada por un Centro que realiza pruebas también aquí, en la Comunidad de Madrid, que apunta lo siguiente:

"El VIH no se transmite por besos, abrazos, caricias ni por apretón de manos. Tampoco por compartir alimentos o bebidas; por utilizar sanitarios, manejar dinero, teléfonos públicos, ir al cine; en tu gimnasio o lugar de trabajo, ir a la escuela, por contacto casual, visitar el hospital o acudir al médico, utilizar transportes públicos, utilizar los mismos baños que una persona seropositiva o compartir un baño con ella, por picadura de mosquitos o compartir ropa".

Los límites de la imbecilidad humana quizá no existan y será por ello que seguiremos cayendo hacia un vacío en el que lo infrahumano, lo superfluo, lo ridículo, lo patético, lo más ñoño, lo sucio, la no - inteligencia, la maldad, los más bajos instintos sean lo normal, lo común, lo intrascendente.

Los tratamientos

En el momento actual, año 2012 después de Cristo, no existe una *cura* para el SIDA pero *siempre* será mortal sin medicación. Según la medicina oficial existirán varios tratamientos que podrán mantener los síntomas *a raya* (de nuevo aparece ese neo - lenguaje *simple, tonto, vulgar, infantil* propio de todo lo que envuelve al tema que se trata en el presente libro). ¿Qué síntomas son los que se pueden mantener *a raya*? Si se trata de una enfermedad *asintomática*, ¿no estaremos hablando de otra cosa?

Los tratamientos disponibles en la actualidad se dividirán en tres categorías diferentes y existirán alrededor de 15 fármacos diferentes, comercializados por otras tantas farmacéuticas multinacionales. Los más conocidos serán los **antirretrovirales** como el *Retrovir,* nombre comercial del AZT, el cual fue el primer medicamento usado para personas infectadas por VIH. Este medicamento se aprobó sin ningún tipo de control medianamente serio ya que en el ensayo que se realizó hubo demasiadas muertes. Por otro lado, este principio activo o sustancia inicialmente fue creada para el tratamiento del cáncer, como medicamento quimioterapéutico, aunque eso daba igual en aquella época, ya que existía por aquel entonces, un *stock* elevado de ese producto.

En la etiqueta de un frasco de AZT de los laboratorios SIGMA podemos leer: *"tóxico por inhalación, en contacto con la piel o tragándolo. Órganos diana: sangre, médula ósea. Use ropa protectora adecuada. Sólo para uso en laboratorio. No como medicamento, ni para el hogar u otros usos"*. El texto se encuentra a la izquierda de la *calavera*, símbolo internacional del veneno. Por lo que podemos llegar a la conclusión de que se puede sobrevivir al SIDA, pero no al AZT.

Respecto a los efectos secundarios provocados por este tipo de fármacos la lista será interminable (ver Anexo I). En cualquier caso podemos encontrar los siguientes: *problemas de médula ósea, tales como disminución de glóbulos rojos y blancos (fatiga inusual, palidez, dolor de garganta, fiebre o escalofríos), miopatía (lesión muscular, que puede afectar incluso a los músculos del corazón), acidosis láctica (puede ser mortal), problemas hepáticos graves (hígado graso), sarpullido, trastornos del sueño (insomnio), náuseas y dolor de cabeza, diabetes y alteraciones en la forma del cuerpo (lipodistrofia, acumulación de grasa alrededor del abdomen, senos y parte posterior del cuello, y también disminución de la grasa en la cara, los brazos y las piernas).* Todos estos síntomas se verán multiplicados al ser combinados ciertos medicamentos con otros usados para el mismo fin. ¿Va quedando claro que el SIDA no es provocado por ningún virus? Lo que provocará el SIDA serán el hambre, la miseria, las drogas y sobre todo, los medicamentos usados para tratar esa misma enfermedad cuyas contraindicaciones serán muy graves, incluso mortales en muchos casos. Otro tipo de medicamentos usados para los tratamientos existentes serán los **inmunomoduladores** y los utilizados para tratar lo que la medicina y la ciencia oficial llamarán *enfermedades oportunistas* (ver Anexo II).

¿Quién sale beneficiado de todo esto? Creemos que ha quedado bastante claro que los consumidores de los tratamientos, es decir, los etiquetados de seropositivos, no se benefician en nada. ¿Entonces? Veamos cuales son las palabras de un investigador español al respecto. *Estos fármacos tienen un gran coste, motivado por las **prolijas** y **exhaustivas** investigaciones que han desarrollado las grandes industrias farmacéuticas* (¡pobres industrias!). *Gracias a ellas, en los países desarrollados, se puede decir que el SIDA se ha convertido en una enfermedad crónica*(el sueño hecho realidad de cualquier empresa, en este caso, las farmacéuticas), *y aunque en la actualidad es **incurable**, ha dejado de ser mortal.* Pero la infamia no termina aquí y añade, *la tragedia se encuentra en los países* pobres, especialmente en **África**, *que no tienen medios económicos para sufragar unos gastos tan importantes* (la medicación se encuentra valorada en una media de 6000 - 9000 €/año por persona). Y por si esto no fuera poco, tiene además la desvergüenza y la desfachatez de reclamar *el abaratamiento de dichos fármacos, así como la posibilidad de medicamentos genéricos con los principios activos. Por desgracia, la realidad sigue siendo muy desoladora.* ¿Hasta dónde puede llegar la hipocresía y la falta de ética y de moral de un ser humano? África no necesita medicamentos y hablar de su abaratamiento es hacerle una burla descarada. Hablar de que la solución son los genéricos es un acto diabólico. Hablar así, es apoyar y defender a lo que es el poder por un lado y arrodillarse ante el beneficio de una industria sin escrúpulos, sin moral, sin ningún resquicio de humanidad como es la industria químico – farmacéutica por otro.

Esperamos que se haya comprendido que el SIDA es un negocio muy rentable, tanto para los gobiernos como para las industrias. Debido a que **no tiene cura**, se seguirá investigando, usando para ello cientos de miles de millones. Como se ha convertido en una **enfermedad crónica** en el primer mundo, se obtendrán pingues beneficios gracias a los fármacos y a los tratamientos, los cuales habrán de tomarse de por vida. Como es una **enfermedad mortal**, estará *permitido* hacer cualquier cosa por brutal que fuese y no importará claro, lo tóxicos que puedan llegar a ser los medicamentos administrados para ayudar a esos enfermos que esperan inocente e inconscientemente de esos médicos una cura a su problema. Como en **África** no hay suficiente dinero, cualquiera puede ser candidato a seguir engrosando las listas de *infectados* por VIH y enfermos de SIDA, que crecerán por millones[60], lo que generará un pánico y una alarma social ante tales hechos que provocará una respuesta por parte de los ciudadanos del primer mundo, los cuales, sintiéndose en parte responsables (no sabemos muy bien por qué), harán jugosas donaciones para *luchar contra el SIDA* o para *investigar el SIDA*. Todo ello gracias a una propaganda y a unas campañas de "concienciación" que serán infames, destructivas, inhumanas, amorales, perversas, simiescas, vomitivas pero que de cualquier manera, producirán el efecto deseado, esto es, recaudar dinero. Debido a que será necesario **investigar**, las universidades se mostrarán muy dispuestas a proseguir con semejante tarea, nada más y nada menos que obtener una *cura* para el SIDA, todo ello recibiendo grandes

---

[60] El Cáncer se encuentra en una situación parecida. Cada día se ven incrementadas las cifras de personas que padecen la enfermedad. La mayoría serán tratadas de una misma manera sin ni siquiera recibir información sobre otros posibles tratamientos, dejando elegir a la persona libremente sobre lo que desea hacer. Existirá una única opción, una única salida.

sumas de dinero que financiarán esos proyectos los cuales nunca terminarán, entre otras cosas, porque buscarán una cura a algo *invisible* y sobre todo, a algo que mientras siga existiendo, seguirá siendo lo que es, un **negocio perfecto**.

Últimas investigaciones

¿Qué se espera cuando existe una enfermedad *incurable*? Pues una cura. Respecto al SIDA, y respecto a cualquier enfermedad de las llamadas **incurables** en la actualidad, hemos visto como esa cura *jamás* llegará. Cada cierto tiempo aparecerán en los medios de comunicación determinadas investigaciones encaminadas a ese fin del tipo *"Investigadores españoles descubren la molécula responsable de la propagación del virus del sida"*, *"un grupo de investigadores de la Universidad de Harvard, ha logrado dar con 273 de las proteínas que "ayudan" al virus a propagarse por nuestro organismo"*, *"Investigadores españoles descubren una proteína que puede plantar **cara** al VIH"*, *"jugadores online descubren uno de los enigmas del virus del SIDA"*, *"descubren proteínas anti-SIDA"*.

Se podrá comprobar el denominador común de todas ellas: un lenguaje tonto, infantil, pusilánime y vulgar envuelto de palabras más o menos técnicas como *proteínas, moléculas, genes* y después, un **descubrimiento**, no importará cuál, aunque sea una tontería, ya que lo que realmente tiene validez es que sea más o menos interesante para que el público en general pueda decir: *"cómo avanza la medicina"*.

Cualquier cosa valdrá. Además, proporcionarán una invitación a la **esperanza** ya que todas esas noticias irán encaminadas en la misma dirección: encontrar un fármaco más *efectivo* y sobre todo, la madre de todos los prodigios, el más esperado, el más deseado, que no será otro que el descubrimiento de una **vacuna** contra el SIDA. Una esperanza que seguirá siendo eso, un sentimiento inservible, paralizante, destructivo ya que siempre dirán lo mismo, a saber, que tardará todavía de 10 a 15 años en poder ser desarrollada.

Será común a todos ellas el militarismo y una cosmovisión del mundo como si de un campo de batalla se tratase. Desde esepunto de vista, se producirán afirmaciones como estas: *"las células dendríticas circulan por todo el organismo para capturar microbios, los fragmentan y los llevan al centro de control inmunitario para que los glóbulos blancos **exterminen** a estos **invasores"**. Se podrá notar agresividad, enfado. No es para menos, **los virus y las bacterias forman la mayor biomasa de la Tierra**. El enemigo se encuentra por todas partes. Por lo

62

tanto, necesitarán armas cada vez más *efectivas*, y más caras, para matarlos, para aniquilarlos, para destruirlos a todos. Esa es su visión del mundo, de la naturaleza y del ser humano.

Fabricando la disidencia

De la misma manera que sucedió aquí, en la tierra del fútbol, los toros y la paella, con el movimiento *15-M*[61], respecto del SIDA ocurrirá algo parecido. Se creará otro movimiento perteneciente a la misma categoría y cuya finalidad será la misma, a saber, despistar, engañar, manipular. Este movimiento disidente estará compuesto en su mayoría por una serie de científicos, médicos y periodistas que tendrán en común su reputado *reconocimiento internacional* (el principio de autoridad será muy importante). Este grupo disidente discrepará de la versión oficial en algunos aspectos superficiales sobre la teoría imperante y *obligatoria* en el momento actual, pero de cualquier manera, trabajarán, quizá inconscientemente, en favor de lo que critican y ayudarán a los que creen ser sus adversarios.

¿Cuáles serán los objetivos de esa disidencia? Pues no serán otros que los de actuar como *válvula de escape*, hecho en todo caso indispensable para que todo siga igual o peor que al principio. Cuando la mentira parece desbordarse, cuando ésta ya no puede mantenerse por más tiempo, cuando de un momento a otro todo tiende a desmoronarse, los "cerebros" del Poder crean esa *disidencia*, la fabrican y por arte de magia, aparece de repente como salida de una chistera. De esta manera se conseguirá distraer aún más a todos aquellos que pudieran oponerse con alguna mínima fuerza a los dogmas y a la versión oficial en la medida en la que nunca se hablará de lo que realmente importa de verdad.

Será ésta la manera en la que se inicie un debate más o menos inocente pero que de cualquier manera será visto con buenos ojos por esa parte del pueblo que como siempre, quedará dividido. La disidencia fabricada provocará una desviación respecto a lo que verdaderamente importa, a saber, lo que se esconde detrás de la enfermedad, de las industrias farmacéuticas, de los gobiernos, de los Estados, de la propaganda, de los medios de comunicación que no es otra cosa que el control sobre las sociedades modernas, la sumisión,

---

[61]Aunque el 15 – M fue un movimiento fabricado desde las altas esferas del poder, también fue el inicio de un movimiento espontáneo de seres humanos despiertos, organizados en asambleas y con muchas ganas de dar a luz otro mundo, uno sin dinero, sin capitalismo, sin Estado, esto es, sin guerras, sin hambre, sin destrucción, sin miseria.

el sentimiento de pérdida, el desconcierto, y sobre todo, el miedo, entendido éste como factor último de dominación por parte de los Estados modernos, tanto sobre sus sociedades como sobre las sociedades en *vías de desarrollo*, las cuales seguirán siendo explotadas y destruidas en nombre de una enfermedad cuyos límites parecen no existir.

La disidencia también generará etiquetas. Y a partir del momento en que aparece, todo aquel que se cuestione los dogmas imperantes será tachado de *disidente*. O peor aún, haciendo uso de esa neo - lengua destructiva impuesta por el *neo - imperialismo*, será llamado *negacionista*, como si se atreviera a negar algo que ha sido otorgado por Dios (sí, por el Dios del dinero, del poder y de la infamia).

Estos y no otros serán los objetivos de una disidencia fabricada con el único objetivo de aniquilar los pocos resquicios que pudiera haber de inteligencia y sentido común en una sociedad ya tan degradada, dividida, infantilizada, materialista, economicista, cientificista, que no podrá comprender casi nada que no le den "pensado" y masticado para que se lo trague como si de ganado se tratase.

Afirmaciones ¿científicas?

A continuación nos gustaría transcribir y comentar algunas sentencias con las cuales nos hemos tenido que encontrar, quizá por desgracia, para poder construir este humilde libro.

Respecto a la capacidad de infección:

"aunque no se sabe con certeza hasta qué punto pueden tener la capacidad de trasmitir el virus, algunos estudios sugieren que esta capacidad varía con el tiempo"

Parece ser que el VIH tiene días mejores que otros. Esperemos no toparnos con él en uno de esos días malos.

Sobre el desarrollo del SIDA:

"hay un pequeño grupo de pacientes en los que el SIDA se desarrolla muy lentamente o que nunca aparece. A estos individuos se los llama pacientes sin progresión de la enfermedad y muchos parecen tener una diferencia genética que impide que el virus le cause daño a su sistema inmunitario"

De nuevo aparece la genética como solución a todos los problemas, comodín perfecto para la elite científica. Con ella, intentarán explicar de una manera que parezca científica y moderna al público, tanto el particular como el profesional lo que no comprenderán. Parece ser que hay veces que ni ellos mismos se creerán las chorradas sobre las que se sustenta este monstruo de los huevos de oro.

Una pregunta sencilla:

"¿todos los que tienen el VIH terminan enfermándose? Nadie lo sabe"

Le tomaron por científico y se les ocurrió realizar la pregunta más difícil de todas. Después de treinta años de investigación, de cientos y cientos de miles de millones gastados en ella, de montar el *circo* más grande que ha conocido el ser humano en torno a una enfermedad, de establecer el 1 de Diciembre de cada año como *día mundial contra el SIDA,* de destruir las relaciones sexuales y amorosas de varias generaciones, resulta que nadie sabe qué narices hace o no hace el virus más asesino que ha conocido el ser humano.

De química, espíritus y emociones:

"algunas personas que sobreviven mucho tiempo quizás pueden hacerlo porque su cuerpo tenga una química especial o acceso a una combinación de apoyo médico, emocional y espiritual, pero no se sabe la razón exacta"

Con la toxicidad tan alta de los tratamientos es normal que les sorprenda que alguien sobreviva más de lo que ellos habían pronosticado.

Palabras de uno de los descubridores del terrible virus (*lentivirus* en los países ricos y *virus mortal* en los países pobres):

"el VIH no puede por sí solo matar célula alguna, el virus actúa en aquellos organismos que presentan ya una situación degradada, por el consumo de drogas o por una vida complicada, con abuso de alcohol, o escasa atención a la alimentación. Algunas personas sanas pueden ser infectadas por el virus durante un breve periodo, pero pueden desembarazarse de él enseguida. La moraleja de todo esto es que hay que llevar una vida responsable, y evitar otras infecciones"

¿Queda claro que ni ellos mismo saben lo que dicen? A este hombre le dieron el premio Nobel en el año 2008 por su "descubrimiento", un descubrimiento que no seremos nosotros quien lo cuestione ya que entendemos que sus palabras ya lo hacen por sí mismo. Es más, seguro que su ocurrencia no debió de gustar demasiado entre la comunidad científica.

El recuento de células CD4 (células que intervienen en el proceso inmunitario del organismo según la ciencia oficial) se convertirá en otro indicador más para ser etiquetado como seropositivo aunque en realidad, tampoco sea un dato concluyente, como ninguna de las pruebas existentes en la actualidad. En cualquier caso, eso no importará y si ese recuento es inferior a 200 células por milímetro cúbico de sangre, el resultado de la prueba será positivo.

Respecto a ese recuento:

*"recuerda: un recuento alto de células CD4 es **bueno** y un recuento bajo es **malo**"*

¿Se puede ser más infantil? ¿Se puede destruir la inteligencia de un ser humano en tan pocas palabras? ¿Hablamos de ciencia realmente?

Ahora no es un ser humano el que le salva la vida a otro, ahora es el *condón:*

"el condón salva vidas"

Gracias al SIDA millones de penes en el mundo penetrarán encapuchados a millones de vaginas *por si acaso.* El amor será secundario, primará salvar el pellejo de cada uno y los más bajos instintos. Se llamará **follar** y lo más importante será el placer, la complacencia de los sentidos, lo fisiológico. Las relaciones sexuales dejarán de ser un acto espiritual entre dos seres humanos para convertirse en un acto animal entre dos seres que únicamente buscan su propia felicidad y bienestar.

Hablando de los tratamientos actuales:

"la erradicación del VIH no parece posible con los tratamientos actuales. Propiamente hablando, hoy el SIDA es incurable"

Entonces ¿para qué cojones se usan todos esos medicamentos, todos esos tratamientos, todos esos cócteles (así les llamarán oficialmente) cuya toxicidad no conoce límites?

No habrá que ser muy listo para comprender que los **7000** €de media aproximadamente que cuesta cada tratamiento serán suficientes como para que se sigan usando aunque no sirvan para nada excepto para que la persona etiquetada muera lentamente, sufriendo innecesariamente y vomitando las miserias de una ciencia que da risa de lo penosa y patética que puede llegar a ser.

Reacciones

Si consideramos la escritura de este libro como una *acción*, entendemos que exista la posibilidad de que se produzca alguna reacción. Es por ello que, en caso de que esto último sucediera, preferimos aclarar de la mejor manera posible, sobre todo, lo que **no** es este libro.

Desde un punto de vista práctico, su objetivo no es el de convencer a nadie, ni mucho menos el de exponer una verdad absoluta e inmutable. Por lo tanto, si alguien se sintiera ofendido como consecuencia de lo que su contenido muestra, no sería esa nuestra intención, es más, ese no sería nuestro problema. Puede que alguien, en un ataque de *ira*, de *rabia*, de *frustración* nos insulte, nos desprecie, nos niegue o nos quiera hacer callar. Decir que sería una pérdida de tiempo y de energía realizar tales acciones. Nosotros no somos tan importantes como pudiera parecer. El nombre del autor es un mero formalismo, una manera de asumir una responsabilidad que aceptamos sin ningún problema. Nuestro libro se encuentra redactado en plural ya que su voz es la de todos los que la quieran hacerla suya y no la de un sólo individuo, la de una sola persona, la de un único *ego*. El individuo será importante, por supuesto, pero no tanto como lo será el colectivo y sobre todo, la verdad y la voluntad necesaria para buscar esa misma verdad.

Un ser humano *sólo,* no es nada, absolutamente nada. Es por eso que el presente libro no le pertenece a una única individualidad sino a un colectivo, a un grupo de seres humanos que considerándose tales, han sembrado por lo menos la semilla de la *duda*. Un grupo de personas que se atreven a tener sus propias opiniones. Un conjunto de individuos a los que les une algo muy importante: su condición primordial de seres humanos. Esa que no le podrán arrebatar jamás a la Humanidad ni ningún tirano ni ningún imperio que se preste a tal misión porque aunque en este momento parezca derrotada, tarde o temprano, vencerá.

La Humanidad avanza lentamente sobre una rueda, la del tiempo, de la que nosotros apenas somos un suspiro. Repetimos, no somos tan importantes como se pudiera pensar. Somos una respiración, un latido en una inmensidad que ninguno de nosotros actualmente podría comprender. Pero de cualquier modo *somos* y seguiremos *siendo* mientras que nos queden fuerzas para poder alzar la voz. Y eso es lo que se ha hecho aquí: gritar. No para manifestar ninguna verdad universal sino para intentar comprender lo que es una mentira o lo que es una verdad a medias o lo que es la tiranía del Poder y de todos sus apestosos artilugios de manipulación y de represión. Ya dijimos que tales expresiones no forman parte de nuestra condición. Por lo tanto, sería necesario una mirada hacia adentro, una observación a un comportamiento al que quizá muchos le tengan como propio, sin saber que en la mayoría de las ocasiones le pertenece a ese *otro* que nos impide comprender la realidad. Por lo tanto, sería necesario preguntarnos ¿qué somos?, ¿a qué le estamos dando nuestro apoyo?, ¿quién nos dirige realmente cuando decimos esto o lo otro?, ¿podemos afirmar que somos libres sin mordernos la lengua?

Nosotros, únicamente somos el medio de transmisión de un mensaje mucho mayor. **No** somos el enemigo ni nunca lo seremos. Nosotros no *oprimiremos* a nada ni a nadie. Nosotros somos el pueblo y representamos a la clase de ahí abajo, a la clase trabajadora, y por supuesto, no se nos olvida de dónde venimos. Nosotros tan sólo somos una voz que únicamente se podrá oír cuando se haya comprendido que *no éramos tan importantes*.

Conclusión

Es del camino de lo único que se puede tener conciencia porque tanto el inicio como el final se corresponderán siempre con el mismo punto, a saber, el de la incertidumbre, el de la oscuridad, el del temor a lo desconocido, el de las preguntas. Por el contrario, el viaje será ese círculo cuyo diámetro aumentará o disminuirá según la clarividencia, la comprensión y la visión que se tenga del momento y del espacio en el que sea trazado su contorno. Este viaje parece haber llegado a su fin, a su conclusión, a sus últimas bocanadas de aire puesto que se trata de algo finito, creado por seres finitos cuya visión del mundo únicamente podrá ser finita.

Por lo tanto, agotando las últimas palabras, queremos decir que ha sido un placer por nuestra parte haber podido llegar hasta aquí, en donde siempre nos encontraremos, como amigos, como hermanos, como seres humanos al fin y al cabo, que han tomado conciencia de sí mismos, de sus limitaciones, de sus vidas, únicas y diferentes a todas las demás, pero iguales y semejantes al resto en lo que respecta a su condición. Y puesto que somos limitados y puesto que hemos comprendido esto, aceptamos que nuestras vidas no son más importantes que las de otros. A esto podría llamársele *humildad*. Característica indispensable para perderle el miedo a la verdad y para asumir el esfuerzo y la voluntad de búsqueda de esa verdad como única forma de poder avanzar, sobre todo, para saber, para comprender, para conocer qué hacemos realmente aquí y cuál es nuestra misión en este tiempo limitado que es nuestra vida.

¿Quedarnos parados?

No se puede negar lo que no es otra cosa que acción. El ser humano se mueve, no se encuentra parado. El ser humano busca, sufre, se duele. Sabe que la vida no es un camino levantado sobre rosas. La vida moderna nos concede muchas, demasiadas quizá, comodidades, tantas como para dejar a la acción paralizada, arrinconada. Por lo tanto, desde ese momento, ya no somos lo que un día fuimos. Ahora somos algo nuevo, algo que se encuentra parado, sentado en su sillón, mirando pantallas.

¿Hombres sin ojos?

Hombres que ya no verán nada más allá de los límites que las imágenes virtuales les mostrarán en su televisor, en su teléfono móvil de última generación o en su monitor de 30 pulgadas. Hombres que se encontrarán tan "programados" que quizá, en realidad, no puedan ver más allá debido a los límites impuestos por su educación, por los mecanismos biológicos de sumisión y sobre todo, por el adoctrinamiento continuo escupido las 24 horas del día a través de los medios de comunicación del sistema.

Puede que el ser humano ya no quiera sentir dolor, pero es que la verdad no se encuentra separada nunca de aquel. *Verdad* y *dolor* son estados diferentes de la misma sustancia. No se puede asomar uno hacia el primero sin sentir el segundo. ¿Será que en la actualidad el miedo se encuentra tan arraigado en nuestra condición que no queremos asomarnos ni siquiera un poco hacia lo que sabemos que es nuestro deber, pero que lo olvidamos y lo dejamos pasar?

Así continúan nuestras vidas. Creyendo vivir en *un mundo feliz* aunque por otro lado, rodeados de injusticias, de miseria, de hambre, de horror y sobre todo, de mentiras. Mentiras convertidas en verdades. Medias verdades transformadas en certezas. La modernidad nos impedirá comprender porque nos dirá que ya no tenemos ni que pensar para poder vivir y ser felices en el mundo de la tecnología, el deporte y la salud.

Y será esa modernidad la que impida a los seres humanos actuar, gritar, moverse. Es muy probable que sea inevitable, de un modo u otro, que el ser humano caiga hacia el vacío del desastre. Por otro lado, así lo expresan de una manera o de otra, todas las *tradiciones.*, como la *Edad de Hierro* de Hesiodo o el *Kali- Yuga* védico. Es muy posible que la historia de la humanidad se desarrolle a través de ciclos y que ahora, la actual humanidad, se encuentre en su decadencia. Puede que sea así, pero eso no nos va a paralizar. Este trabajo es una muestra de ello.

No nos hemos guardado nada, hacerlo sería llevar lastres innecesarios. Por ello es momento de hacer lo último que se debe hacer como última acción, escribir el punto y final.

Anexo I

Fármacos para la infección por el VIH

TIPO	FÁRMACO	EFECTOS SECUNDARIOS
Inhibidores de la transcriptasa inversa no nucleósidos	*Delavirdina*	Erupción cutánea, cefaleas
	Efavirenz	Mareos, somnolencia, pesadillas, confusión mental, agitación, distracción, euforia, erupción cutánea
	Nevirapina	Erupción cutánea (a veces grave o potencialmente mortal), disfunción hepática
Inhibidores de la transcriptasa inversa no nucleósidos **(todos pueden causar acidosis láctica y lesión hepática)**	*Avacavir*	Fiebre, erupción cutánea (a veces grave o potencialmente mortal), náuseas y vómitos, bajo recuento de glóbulos blancos
	Didanosina (ddl)	Lesión de nervios periféricos, inflamación del páncreas, náuseas, diarreas
	Lamibudina (3TC)	Cefaleas, cansancio
	Stavudina (d4T)	Lesión de nervios periféricos, pérdida de grasa facial
	Tenofovir	Diarrea leve o moderada, náuseas, vómitos, flatulencia
	Zalcitabina	Lesión de nervios periféricos, inflamación del páncreas, aftas orales
	Zidovudina (AZT)	Anemia y susceptibilidad a las infecciones (resultantes de la toxicidad sobre la médula ósea), cefaleas, insomnio, debilidad, dolores musculares

Inhibidores de proteasas	Todos producen náuseas, vómitos, diarreas y molestias abdominales; es frecuente el aumento de los niveles de azúcar y de colesterol. Puede producirse un incremento de la grasa abdominal (*"panza de proteasa"*); hemorragias en casos de hemofilia; disfunción hepática.[62]
Ampenavir	
Indinavir	Cálculos renales
Lopinavir	Hormigueo en la boca, alteración del gusto
Nelfinavir	
Ritonavir	Hormigueo en la boca, alteración del gusto
Saquinavir	

[62] Ante tales efectos secundarios nos sorprende el silencio perpetrado tanto por los médicos como, sobre todo, por los estudiantes. ¿No ven lo que se está haciendo? ¿Se encuentran tan cegados con su futuro laboral y con sus logros que no son capaces de denunciar algo así?

Anexo II

Infecciones frecuentes oportunistas asociadas con SIDA

INFECCIÓN	DESCRIPCIÓN	SÍNTOMAS
Esofagitis por *Candida*	Infección del esófago producida por hongos	Dolor al tragar, pirosis
Neumonía	Infección de los pulmones por hongo *Pneumocystis*	Dificultad para respirar, tos, fiebre
Toxoplasmosis	Infección por el parásito *Toxoplasma,* que suele afectar al cerebro	Cefalea, confusión mental, letargia, convulsiones
Tuberculosis	Infección de los pulmones y a veces de otros órganos	Tos, fiebre, sudores nocturnos, pérdida de peso, dolor torácico
Complejo Mycobacteriumavium	Infección del intestino o de los pulmones	Fiebre, diarrea, pérdida de peso, tos
Criptosporidiosis	Infección del intestino por el parásito *Criptosporidium*	Diarrea, dolor abdominal, pérdida de peso
Meningitis criptocócica	Infección del revestimiento del cerebro por la levadura *cryptococcus*	Cefalea, fiebre, confusión mental
Infección por Cytomegalovirus	Infección de los ojos o del tracto intestinal	Ceguera, diarrea, pérdida de peso
Leucoencefalopatía Multifocal progresiva	Infección del cerebro	Debilidad en un lado del cuerpo, pérdida de coordinación o del equilibrio

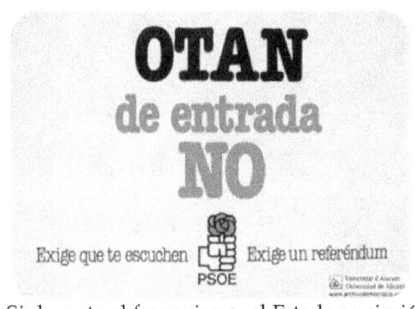

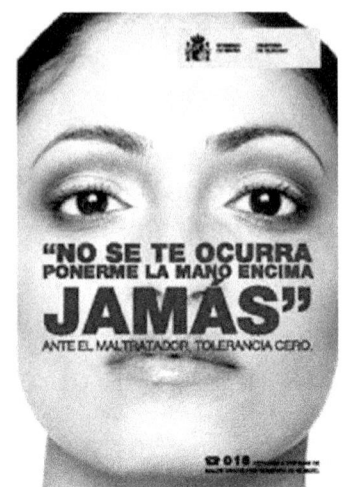

Si durante el franquismo, el Estado se sirvió de las derechas más *folclóricas* para lograr sus objetivos, durante los treinta años de "democracia", ese mismo Estado se valdrá del izquierdismo para manipular, adoctrinar y destruir a una sociedad ya abatida y desmoralizada. Por supuesto, España entró en la OTAN.

La ley de igualdad de género conseguirá encarcelar a cientos de hombres inocentes. El nuevo patriarcado, el del Estado como nuevo protector de una mujer que será destruida completamente. Por el contrario, creerá que se ha *liberado* y que, por lo tanto, es más *libre* que nunca.

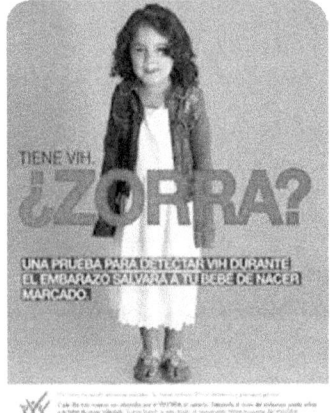

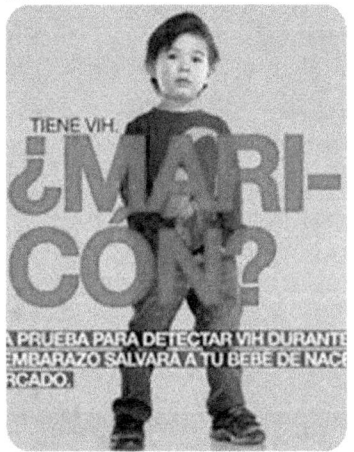

Este será un tipo de propaganda para el SIDA. No les importará usar a niños para lograr sus objetivos: destruir lo humano e incrustar el miedo, el odio y los prejuicios en lo más profundo de cada uno de nosotros.

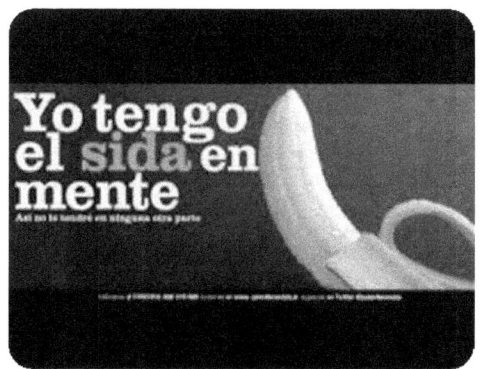

Ese es su objetivo: que vivamos con el SIDA en todo momento, en todo lugar.

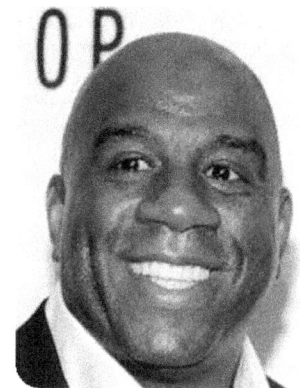

Imagen de *Magic* Johnson en el 2012 en donde se puede apreciar lo enfermo que se encuentra.

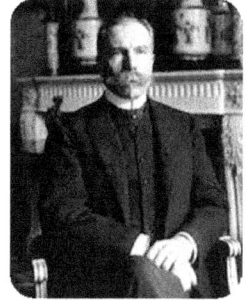

Imagen de René Quintón.

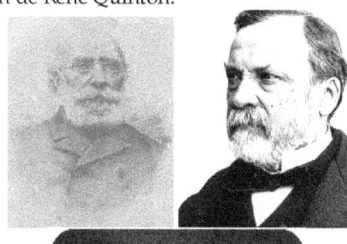

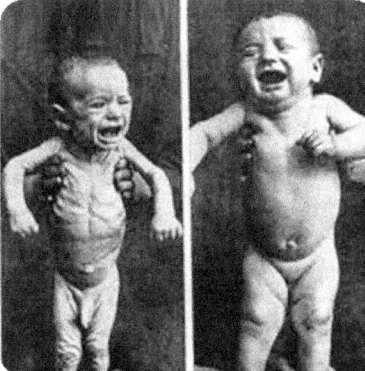

Niño antes y dos meses después del tratamiento a base del suero de Quintón. En la imagen de la izquierda: Bechamp y Pasteur.

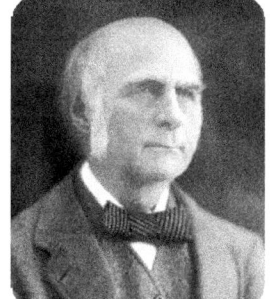

La eugenesia es la consecuencia directa del

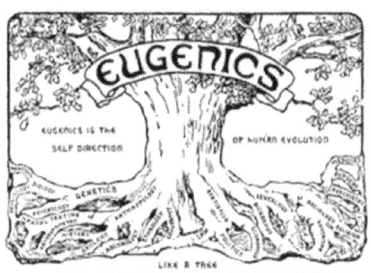

darwinismo. En la imagen, Galton, primo de Darwin e *inventor* de esa misma eugenesia la cual se servirá de la ciencia para hacer efectivo el proceso de la *selección natural*.

La esencia de la evolución es la selección natural; la esencia de la eugenesia es el reemplazo de la selección natural por una selección premeditada, consciente o artificial con la esperanza de acelerar la evolución de las características deseables y la eliminación de las indeseables.
Irving I. Gottesman, director de la American Eugenics Society, 1970.

100 mg   A-2169   Lot 92H78011

SIGMA®

TOXIC
Toxic by inhalation, in contact with skin and if swallowed, Target organ(s): Blood Bone marrow if you feel un well, seek medical advice (show the label where possible). Wear suitable protective clothing.

3'-AZIDO-3'-DEOXYTHYMIDINE

(AZT; Azidothymidine)   *(30516-87-1)*

Desiccate

Store at less than 0°C

$C_{,..}H_{,,}N_{,}O_{,}$.   FW 267.2
Purity > 99% (HPLC)
For laboratory use only. Not for drug, household or other uses.
. s**f** / s - **¶**

SIGMA CHEMICAL CO. P.O. Box 14508 St Louis MO 63178-9916 USA 316-771-5750

Se "sospecha" que su uso provoca cáncer. Se puede descargar el MDSD del AZT en PDF en el siguiente recurso:
http://www.sigmaaldrich.com/catalog/product/sigma/A2169?lang=es&region=ES

Para contactar con el autor escribir a la dirección:

gomez_garcia_alberto@hotmail.com